I0758752

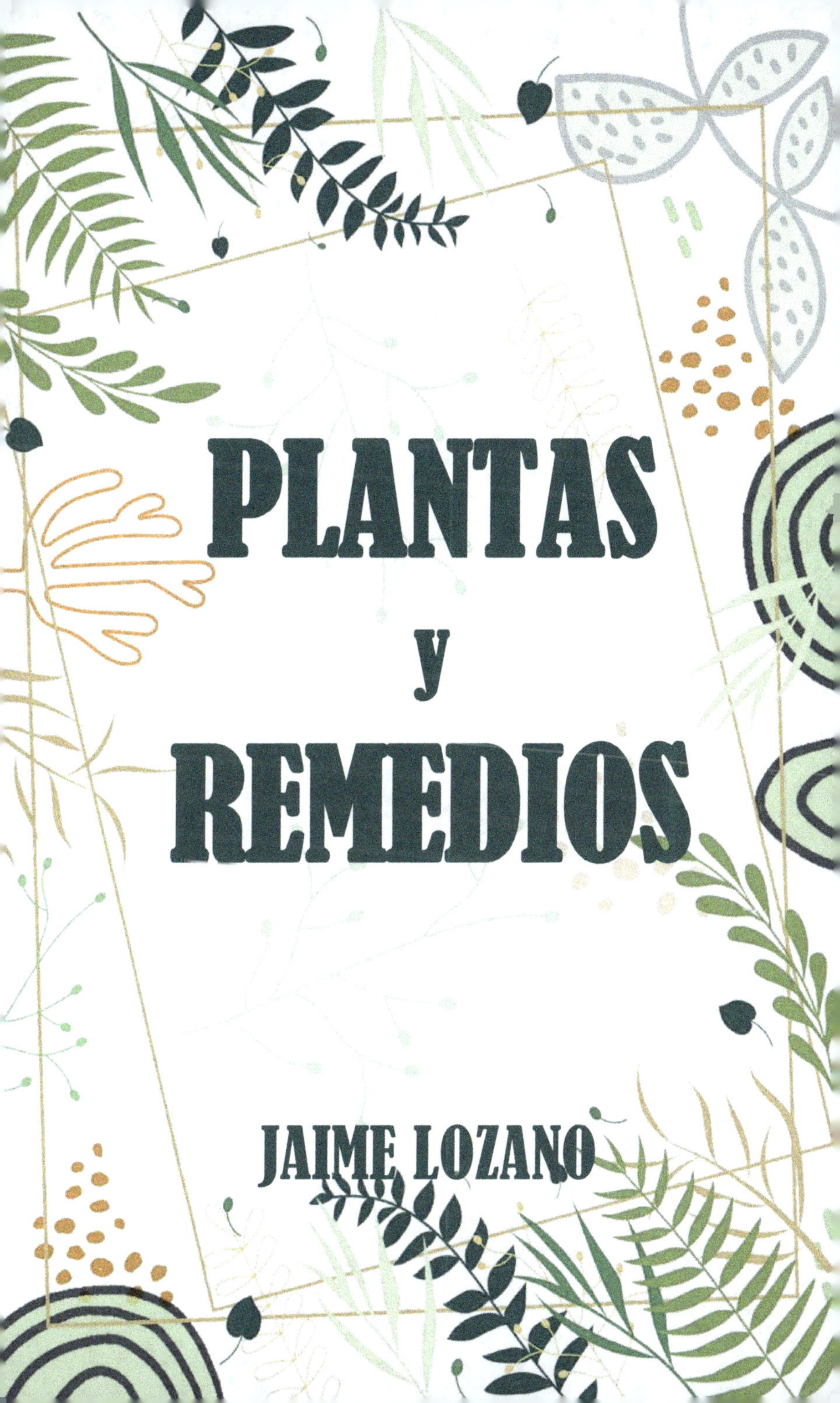

PLANTAS
y
REMEDIOS
JAIME LOZANO

«De la naturaleza proceden la enfermedad y la cura-
ción».

~ Paracelso.

Nota al texto

Esta obra supone una introducción al mundo de la fitoterapia, con una selección de las plantas medicinales
más comunes y sus usos fundamentales, que es aconse-
jable complementar con el criterio de un profesional de
la salud.

CONTENIDO

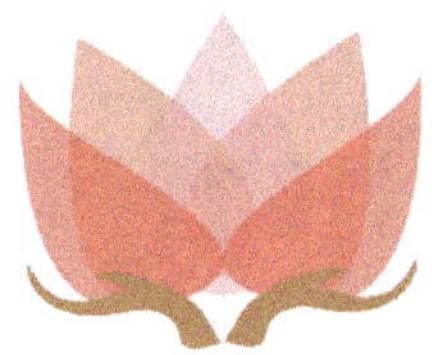

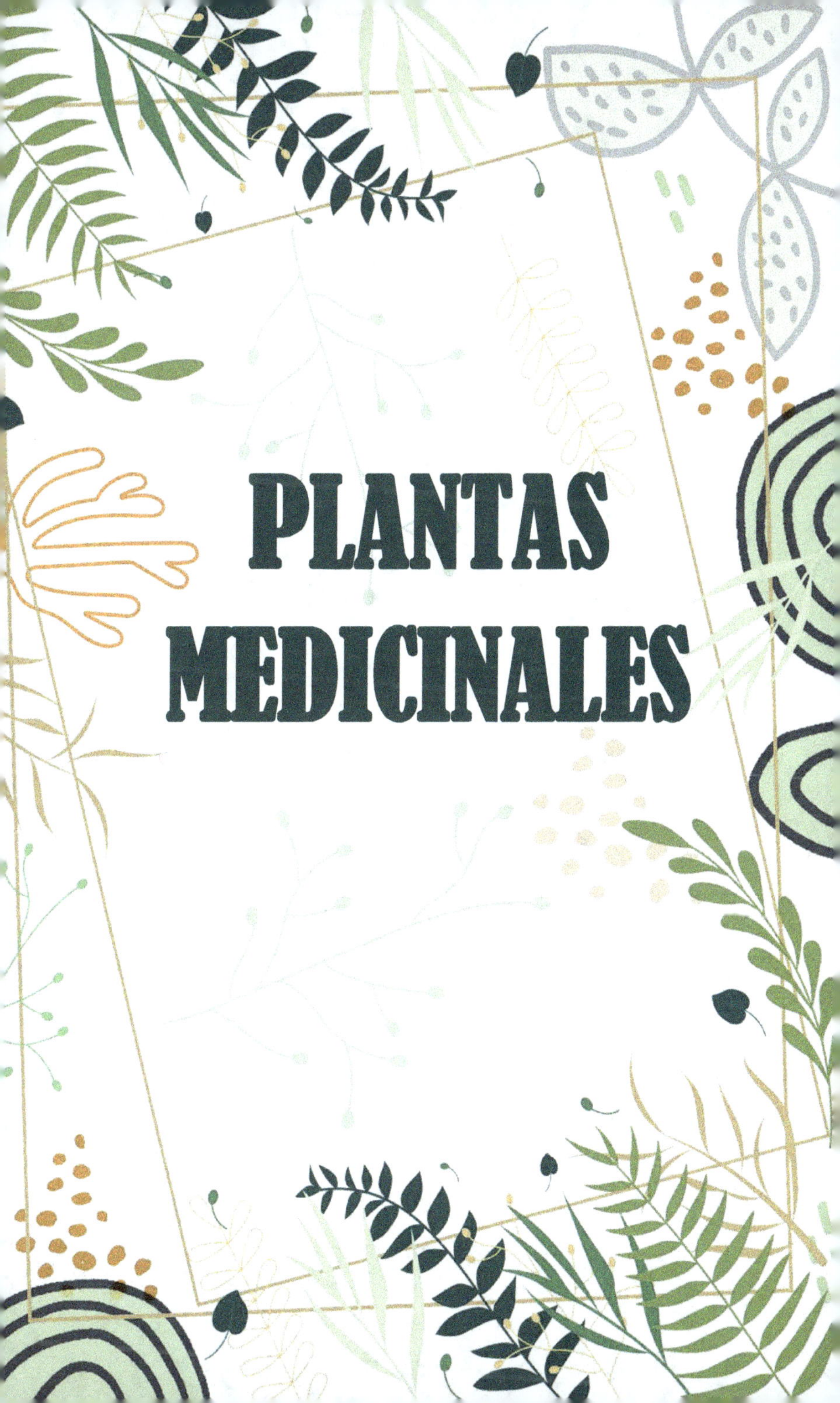

PLANTAS MEDICINALES

El ser humano ha utilizado las plantas desde tiempo inmemorial, y durante siglos, estas han sido su principal remedio curativo. El documento sobre plantas medicinales más antiguo que se conserva pertenece a la civilización egipcia: el papiro de Ebers, datado en el año 1.500 a.C.

Unos conocimientos que fueron difundidos y ampliados por griegos y romanos, y más tarde, traducidos y ahondados por árabes, monjes y alquimistas.

La difusión de este saber se vio notablemente enriquecida por las aportaciones realizadas gracias a la ampliación de las rutas comerciales, que se dirigieron tanto hacia la India y China como hacia América, favoreciendo un intercambio importante de especies desconocidas en Europa.

Las sustancias químicas de las plantas, base de numerosos medicamentos, se extrajeron y aislaron por primera vez en el siglo XVIII. A partir de ese momento, la botánica y el conocimiento de las plantas medicinales adquirieron un gran desarrollo, hasta que en pleno siglo XX, H. Leclerc introdujo el concepto de «fitoterapia», ciencia que se ocupa del uso de las plantas en el tratamiento de enfermedades.

Principios activos

Los componentes activos de las plantas son aquello que produce su acción terapéutica. Los productos que genera, acumula o deposita el metabolismo de las plantas.

✧ Aceites volátiles

A partir de los aceites volátiles se producen los aceites esenciales. Las plantas ricas en estas sustancias ejercen una acción antiinflamatoria, expectorante, diurética y antiespasmódica.

✧ Amargos

Los amargos son una serie de sustancias de gusto amargo que estimulan la secreción del jugo gástrico. Tienen propiedades tónicas y regulan el sistema circulatorio.

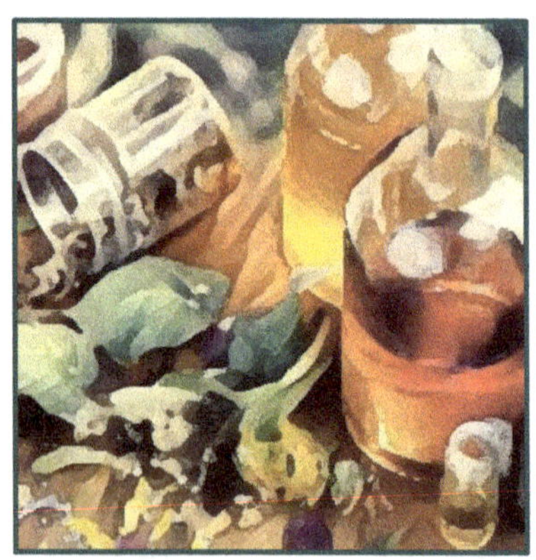

✧ Saponinas

Algunas saponinas ejercen en el organismo una fuerte acción hormonal, y otras actúan como potentes expectorantes y ayudan a absorber los nutrientes.

✧ Mucílago

El mucílago recubre las membranas mucosas del aparato digestivo, la garganta, los pulmones, los riñones y las vías urinarias, protegiéndolos de la irritación y la inflamación.

✧ Flavonoides

Los flavonoides actúan como antiinflamatorios y reguladores de la circulación sanguínea, fundamentalmente a nivel capilar.

✧ Taninos

Los taninos son compuestos ácido-fenólicos que suelen acumularse en la raíz y la corteza de las plantas. Contraen los tejidos del organismo, haciéndolos más resistentes a las infecciones. Tienen una acción antiinflamatoria, intestinal y antidiarreica.

✧ Fenoles

Los fenoles tienen propiedades antisépticas y antiinfla-
matorias.

✧ Vitaminas y minerales

Tanto las vitaminas como los minerales son imprescin-
dibles para la formación de la estructura celular, las
enzimas y las hormonas.

✧ Alcaloides

Los alcaloides actúan como antiespasmódicos y analgé-
sicos, pero en dosis excesivas son muy tóxicos.

Propiedades curativas

as plantas medicinales tienen propiedades curativas porque poseen principios activos que protegen y hacen reaccionar al organismo ante la enfermedad.

Cada planta medicinal posee más de un principio activo, y por tanto, más de una propiedad curativa, por lo que puede ser utilizada en más de un remedio.

⬦ Sedante

Relaja, reduciendo la actividad y la excitación nerviosa.

⬦ Carminativa

Ayuda a expulsar los gases intestinales y alivia los retortijones de estómago.

⬦ Antiespasmódica

Calma las contracciones involuntarias de los músculos y el dolor de las articulaciones.

✧ Expectorante

Favorece la expulsión de las mucosidades que se forman y depositan en los bronquios, faringe y laringe.

✧ Diurética

Aumenta la producción de orina, depurando el organismo de toxinas.

✧ Emenagoga

Regulariza o provoca la menstruación.

✧ Digestiva y laxante

Ayuda a la digestión, pudiendo también reducir la acidez, y favorece la evacuación intestinal.

✧ Antiinflamatoria

Ayuda a reducir y curar las inflamaciones.

✧ Astringente

Contrae los tejidos orgánicos.

Cultivo

Las plantas medicinales pueden cultivarse en macetas en el interior de la casa. Para ello, utilizaremos recipientes de un tamaño adecuado al desarrollo de cada planta, cuidando que tengan buena exposición al sol y que no se seque la tierra.

En caso de disponer de un jardín, los resultados dependerán del espacio, el suelo y el clima, siendo más adecuadas las plantas resistentes y con abundante follaje. Debemos tener en cuenta lo siguiente:

◇ Emplazamiento

El lugar destinado al cultivo deberá ser soleado y que el suelo drene bien. Pueden plantarse setos para proteger a las plantas del viento.

◇ Riego

Se debe regar bien después de plantar y luego, por la mañana o al caer la tarde. No es conveniente excederse porque hay plantas que producen sus principios medicinales en un medio seco.

◇ Temperatura

La temperatura debe ser templada. En invierno se pueden trasladar al interior, a un lugar cálido y soleado, las plantas que no soporten las heladas. La primavera es un buen momento para plantar casi cualquier tipo de especie.

◇ Suelo

Los suelos arenosos drenan bien pero hay que nutrirlos, mientras que los suelos arcillosos necesitan drenaje. No se debe elegir un emplazamiento que haya sido tratado anteriormente con productos industriales.

◇ Abonado y desbrozado

La mayoría de las plantas medicinales no deben abonarse ni fertilizarse, ya que esto reduce su poder medicinal. Conviene desbrozar las malas hierbas, pues compiten por el espacio, los nutrientes y el agua.

◇ Poda

La poda mejora la forma, el tamaño y la calidad del follaje de las plantas, pero debe realizarse en el momento más idóneo para cada una con el fin de evitar dañarlas.

Es importante eliminar las ramas muertas, porque favorece el crecimiento de las nuevas, y mantener el huerto limpio, pues evita la aparición de plagas y enfermedades.

◇ Plagas y enfermedades

Para erradicar las plagas y enfermedades de las plantas, se deben utilizar métodos naturales: el poleo repele las hormigas, el romero ahuyenta la mosca de la zanahoria, la salvia combate los insectos más dañinos... Es importante aislar las plantas que se vean afectadas, evitando contagios.

◇ Reproducción

Existe una gran variedad de métodos para conseguir plantas a partir de las ya cultivadas, pero el método elegido debe ajustarse a cada planta. Los trasplantes deben realizarse con tiempo templado en el exterior.

¤ Esquejes. Este método se usa especialmente para las plantas leñosas perennes, pudiéndose realizar del tallo o de la raíz. Conviene escoger una planta joven y sana y cortar justo bajo un nudo.

¤ **Semillas.** Casi cualquier tipo de planta puede plantarse con semillas, pero sobre todo las plantas anuales o bianuales.

¤ **División de raíces.** En primavera u otoño, elegir una planta sana, separar las raíces y replantar.

¤ **Acodos.** Se hace que un brote o tallo de una planta, preferiblemente joven y flexible, eche raíces para luego separarlo y trasplantarlo.

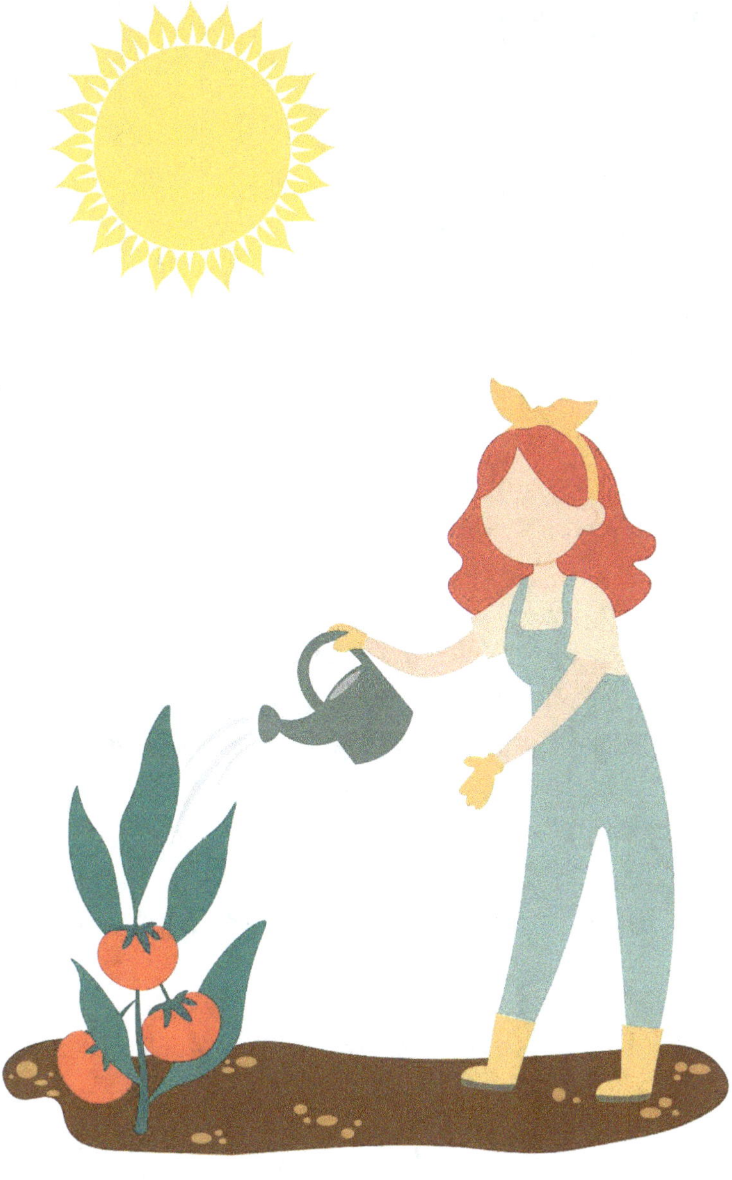

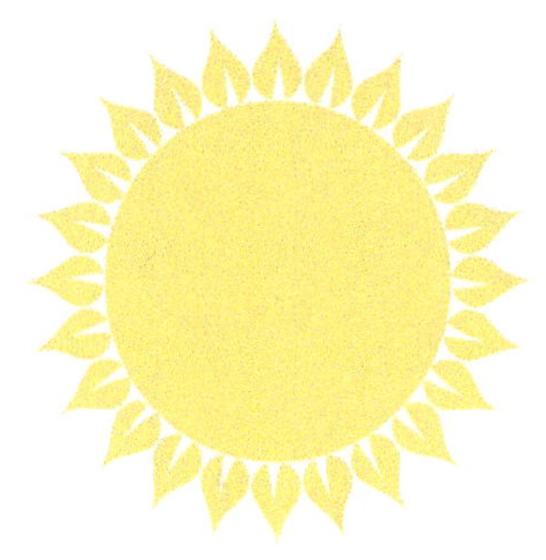

Recolección

La recolección de las plantas debe realizarse en el momento del ciclo de cultivo en el que los aceites volátiles se hallan en su máxima concentración: la época que precede a la fructificación.

También deben tenerse en cuenta las circunstancias climáticas: la cosecha será preferiblemente en un día seco y después de que el rocío se haya evaporado, antes de que el sol esté en lo alto (de 2 a 3 horas tras el amanecer).

Diversos estudios han demostrado que las plantas medicinales cultivadas son menos activas que las silvestres. Además, las plantas propias de zonas cálidas suelen ser más abundantes en principios activos que las de zonas frías.

⬦ **Hojas:** tienen más aceites volátiles y aromas antes de que se abra la flor.

⬦ **Raíces:** se recogen según el ciclo de la planta: algunas en primavera y la mayoría en otoño.

- ✧ **Tallos**: se cosechan en función del ciclo de la planta: los de tipo herbáceo, en primavera (antes de la floración), y los leñosos, en otoño-invierno.

- ✧ **Semillas**: se recolectan cuando están maduras, atando una tela fina alrededor de la planta en la que van cayendo. No utilizar plástico porque la semilla se pudriría.

- ✧ **Frutos**: se cosechan cuando han alcanzado su desarrollo o antes de madurar, según el fin terapéutico.

- ✧ **Flores**: se recogen cuando comienzan a abrirse o una vez abiertas del todo, según la planta.

- ✧ **Cortezas**: se recolectan al terminar el ciclo de la planta o antes de su floración: los árboles, en primavera, y los arbustos en otoño.

Secado y conservación

as plantas recolectadas se limpian de insectos y de hojas y flores en mal estado y se almacenan en un lugar seco y oscuro. Conviene renovarlas cada año, pues con el tiempo van perdiendo sus virtudes.

Es muy importante que el lugar de secado de las plantas, sea fresco o cálido, esté bien ventilado y sea seco. El lugar más idóneo es aquel que está orientado hacia el sur, con buenos ventanales, protegidos por persianas que tamicen la luz.

◇ Preparación

Los tallos de las plantas se atan en ramilletes y se cuelgan bocabajo, separados unos de otros, para permitir una correcta circulación del aire entre ellos.

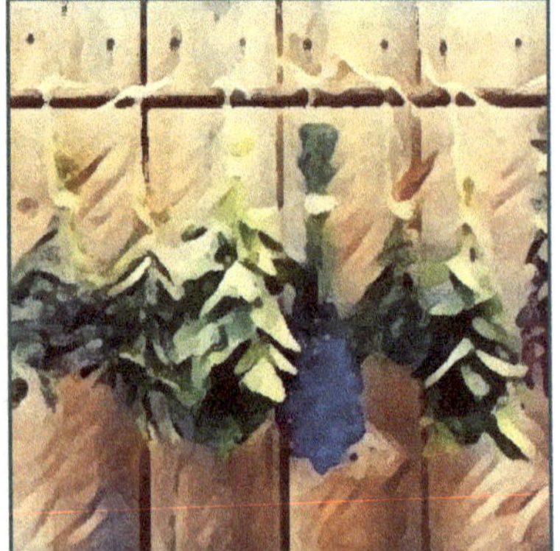

Las hojas y flores, por separado, se colocan sobre una rejilla en una sola capa, girándolas frecuentemente hasta que estén secas (cuando crujan al tacto).

Las raíces se lavan para quitarles la tierra, se les cortan los nudos y las pequeñas raíces y se trocean, para luego dejarlas secar sobre una rejilla o engarzadas en cordeles y colgadas. Estarán secas cuando adquieran un aspecto leñoso.

✧ Desecación al aire libre

La desecación al aire libre es un método en el que las plantas están expuestas al aire libre y el sol entre unas horas y varias semanas. Deben protegerse por la noche para evitar la humedad.

No es un método adecuado para las plantas aromáticas, pues sus principios activos se pierden con los rayos ultravioletas, pero es excelente para las plantas poco acuosas.

✧ Almacenamiento

Una vez secas, las hierbas se guardan, enteras o trituradas, en tarros de cerámica o vidrio oscuro (o protegidos de la luz) con un buen cierre. También se pueden guardar en saquitos de tela, que se almacenan en cajas de madera.

Para el uso diario, es conveniente utilizar tarros pequeños, reponiendo en ellos las plantas cada vez que sea necesario. Así se evita la acción oxidante de la luz y del aire sobre el resto de las plantas almacenadas.

Cuando los ramilletes de plantas aromáticas estén cubiertos de polvo, su buen aspecto puede volver a recuperar si se ponen en una bolsa de papel con un poco de sal fina y agitamos la bolsa con cuidado.

Aplicación

Existen múltiples formas de extraer y aplicar las sustancias activas de las plantas medicinales. Muchas plantas son más efectivas utilizadas de una forma que de otra, o sirven para diferentes dolencias.

✧ Planta fresca

Las propiedades medicinales de algunas plantas se encuentran en la planta fresca, que puede tomarse como ingrediente en una ensalada o extrayendo su zumo.

✧ Planta en polvo

Se obtiene triturando la planta seca y se puede tomar con agua, mezclándola con mermelada o miel, o en cápsulas de gelatina.

✧ Baños

Se agrega una infusión o decocción, preparada en grandes cantidades, al agua de la bañera. El baño puede realizarse de cuerpo entero o parcial.

Es un método habitual porque al hervir las plantas aromáticas, se evaporan sus principios activos. Puede utilizarse la planta tanto fresca como seca y combinarla con otras plantas, y comúnmente se emplean sus partes aéreas (hojas y flores).

La infusión debe prepararse en recipientes de vidrio, porcelana o acero inoxidable. La proporción de hierbas es de una cucharada rasa por cada taza de agua. Tras añadir el agua hirviendo, tapar y dejar reposar entre cinco y diez minutos, y filtrar antes de servir. Se puede edulcorar con miel.

El periodo de ingesta de las infusiones oscila de cuatro a ocho semanas, y la frecuencia normal es de dos a tres veces al día, generalmente tras las comidas. Si se preparan en grandes cantidades, no guardarlas en el frigorífico durante más de 24 horas ni hervirlas al calentarlas para su ingesta.

◇ Inhalaciones y baños de vapor

Se debe preparar una infusión e inhalar su vapor o dejar que este entre en contacto con la parte del cuerpo a tratar.

Las inhalaciones pueden ser expectorantes, emolientes, estimulantes o tónicas. Para realizarlas, disponer en un recipiente lo suficientemente ancho las hierbas o el aceite esencial elegidos y añadir el agua hirviendo, tras lo cual, cubrir la cabeza con una toalla y respirar el vapor durante unos veinte minutos. Al acabar, cubrir el rostro con una toalla fría durante cinco minutos.

Para hacer un baño de vapor, poner en un recipiente el agua y las hierbas y colocarlo sobre una fuente de calor hasta que desprenda vapor. Situarse de modo que este entre en contacto con la parte del cuerpo a tratar y aguardar una media hora. Al acabar, realizar una fricción de agua fría con una esponja.

✧ Extracto

Se trata del producto que se obtiene como resultado de la evaporación de una maceración en agua o en una solución alcohólica. Se utiliza diluido, a razón de una cucharada de extracto por cada taza de agua.

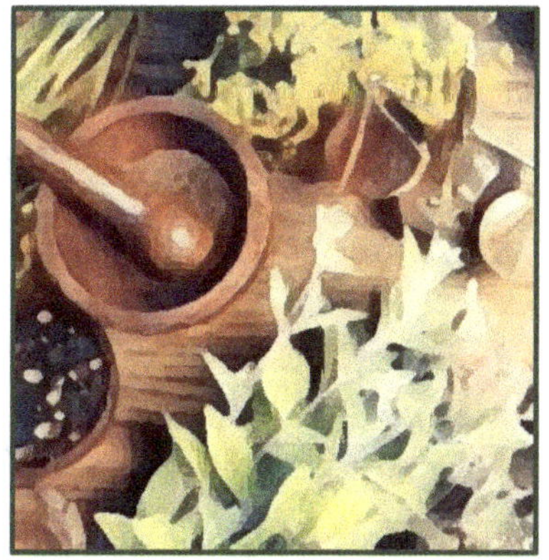

◇ Jugo

Se obtiene exprimiento la planta fresca. Para extraer el jugo de algunas plantas muy secas o leñosas, hay que someterlas primero a la acción del agua caliente. El jugo puede ingerirse o utilizarse externamente.

◇ Decocción

La planta se hierve, a fuego lento, unos veinte minutos, y luego se deja reposar. Suelen utilizarse sus partes más duras, como las raíces, los tallos y la corteza. El líquido resultante, una vez filtrado, se puede emplear bebido o aplicado con compresas.

◇ Arcilla

La arcilla se utiliza como vehículo para hacer llegar los principios de las plantas a la zona afectada por la dolencia. Se puede usar mezclada con una infusión o con las plantas trituradas.

◇ Crema

La crema permite que los principios de la planta penetren en la piel, y refresca y calma. Se elabora con glicerina, agua y cera emulsionante.

En primer lugar, fundir la cera en un recipiente al baño maría, al que añadimos la planta o plantas elegidas, la glicerina y el agua, removiendo continuamente. Dejar la mezcla tres horas a fuego lento, y entonces filtrarla con una bolsa de tamizar para luego dejar que se enfríe y solidifique, momento en el que la colocaremos en tarros de cristal que cerraremos bien.

Las cremas se deterioran rápidamente, por lo que conviene conservarlas en el frigorífico en tarros oscuros y herméticos. Para alargar su duración, evitando la formación de moho, podemos añadir 1 mililitro de aceite esencial por cada 100 de crema.

✧ Maceración

Se prepara dejando reposar la planta, durante unas doce horas, en agua fría o fresca, o tras haber realizado con ella una infusión. Se utiliza para extraer los principios que son inestables frente al calor.

Si la maceración se realiza con un alcohol destilado de entre 40 y 50 grados, durante 10 a 14 días, se obtiene una tintura. Las proporciones son de una parte de la hierba por diez de alcohol, y el preparado dura hasta dos años. Las tinturas se utilizan para obtener una reacción rápida a la acción de la planta.

Si la maceración se realiza con vino, durante dos a seis días, se obtiene un vino tónico. Pero su uso se limita a las hierbas que fortalecen el organismo y a las plantas digestivas.

Si la maceración se realiza con aceite, para plantas cuyas propiedades son solubles en grasas, se obtiene un aceite. Unas veces es en caliente y otras en frío, pero siempre se utiliza por vía externa. Esta preparación no debe confundirse con el aceite esencial, que es un componente activo de la planta.

El aceite debe ser de buena calidad, como el de oliva virgen extra. En un recipiente de vidrio, a ser posible oscuro y con cierre hermético, se expone la mezcla a la intemperie, en un lugar donde no dé el sol, durante unas horas hasta varios días. Luego las hierbas se mantienen en el aceite o se filtran, dependiendo de la fórmula utilizada.

✧ Emplastos y cataplasmas

Las plantas frescas, cocidas, secas o en polvo se aplican en forma de pasta (con aceite o agua) sobre el área afectada, en caliente o en frío, sujetándolas con una tela o gasa. Se pueden aplicar también con la pasta colocada entre dos gasas.

✧ **Gargarismos y enjuagues**

Estos procedimientos utilizan la infusión, la cocción o la tintura diluida de una planta. En los gargarismos suelen emplearse plantas astringentes para afecciones de amígdalas y garganta, mientras que los enjuagues sirven para tratar la boca.

✧ **Jarabe**

Se elabora con partes iguales de infusión o cocción y de miel. La miel es un buen conservante, calma las mucosas irritadas y enmascara el mal sabor de algunas plantas.

Conviene dejar reposar la infusión unos quince minutos y la cocción, treinta, y presionar bien las hierbas en el colador para aprovechar al máximo su acción medicinal. Luego el líquido resultante se calienta a fuego lento y verter la miel removiendo constantemente, hasta que la mezcla tenga una consistencia

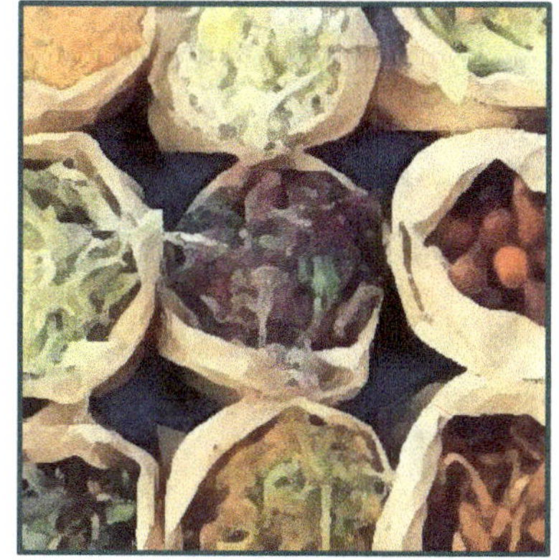

de jarabe.

Debe guardarse en un recipiente de cristal y conservarlo en un lugar fresco y oscuro. El recipiente debe cerrar con tapón de corcho, ya que los jarabes suelen fermentar y el tapón estallaría si se utiliza uno de rosca.

◇ Compresas

Son paños empapados del líquido extraído de la preparación de la planta con agua, en infusiones, cocciones o tinturas diluidas, que se aplican por vía externa directamente sobre la zona a tratar. Son muy eficaces para aliviar inflamaciones, contusiones, dolores y para bajar la fiebre.

Vertemos unas gotas de aceite esencial o el líquido de las decocciones o infusiones sobre un tejido natural (lino, algodón o gasa), que se aplica caliente, a la máxima temperatura que soporte el cuerpo, sobre la piel para que esta absorba sus componentes medicinales, manteniéndose hasta que se enfría.

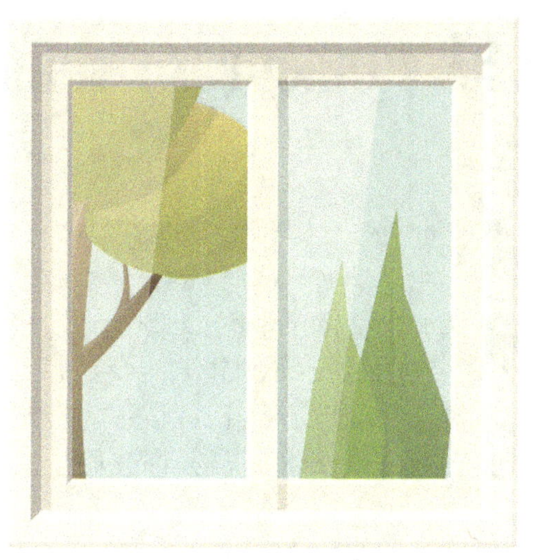
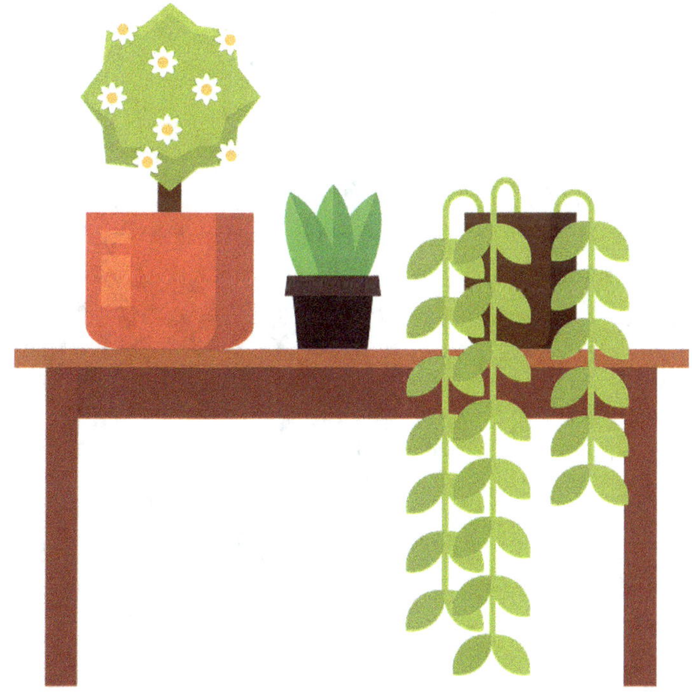

Usos cosméticos y culinarios

Con las plantas medicinales se pueden tratar afecciones de la piel y realizar baños relajantes, estimulantes e hidratantes, que ayudan a reponer los aceites naturales del cuerpo o a nutrir y limpiar la piel. Para el cuidado del cabello, se preparan champús, tónicos y acondicionadores.

A continuación, se exponen algunos remedios de este tipo que podemos elaborar. Antes de emplearlos, conviene extender una pequeña porción en la muñeca y esperar unos instantes para comprobar si se producen reacciones alérgicas.

✧ Jabón de miel y **romero.**

Es estimulante y purificante. Se deben derretir al baño maría diez cucharadas de jabón de Castilla rallado junto con media cucharadita de aceite de oliva, gota a gota, y a-

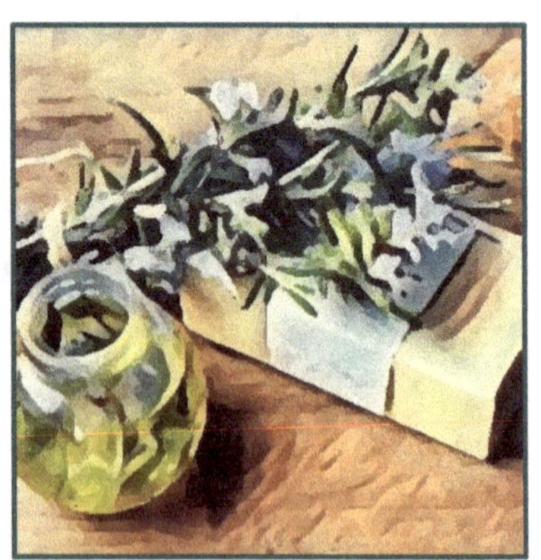

ñadir dos cucharaditas de miel de romero líquida y un par de gotas de aceite esencial de romero.

Cuando la mezcla sea homogénea, la retiramos del fuego, la vertemos en moldes de papel para tartaletas engrasados y la dejamos reposar hasta que endurezca, lo que puede tardar hasta dos semanas. Finalmente, tras desmoldar el jabón, conservarlo envuelto en un papel encerado.

✧ Agua de **rosas**.

Es aromática y astringente. Se prepara con 5 tazas de pétalos de rosa, 1 taza de agua destilada y 6 tazas de agua. En una olla exprés, introducimos el agua y, a un par de centímetros de la superficie, una rejilla metálica para cocción al vapor, sobre la que se colocan las tazas, y conectamos un tubo a la salida de vapor y a un recipiente con el agua destilada.

Hervimos el agua de la olla hasta que en el recipiente se haya obtenido 1 litro de líquido en total. Guardamos la esencia en un frasco de cristal, que conservaremos al resguardo de la luz y el calor.

Con este mismo procedimiento podemos obtener la esencia de muchas plantas medicinales. Con estas esencias se pueden preparar distintas recetas con propiedades desinfectantes, antibióticas, cosméticas o para aromaterapia.

✧ Leche limpiadora de **manzanilla**.

Es refrescante, purificante y calmante. Para elaborar una taza, se deben utilizar media de suero de leche, dos cucharadas de zumo de limón y tres de infusión de manzanilla. Primero batimos todos los ingredientes y luego colocamos la mezcla en un tarro, que dejamos refrigerar.

Para aplicar la leche limpiadora, humedecemos un algodón con ella y la extendemos suavemente por la cara y cuello, evitando el contorno de los ojos. Retirar con un algodón.

En cuanto a la cocina, las plantas medicinales pueden aromatizar, proporcionar sabor, estimular y facilitar la digestión, prevenir la flatulencia y evitar la excesiva dependencia de la sal o el azúcar.

✧ **Romero:** sirve para tratar la falta de apetito y estimular la secreción y formación de la bilis, siendo un clásico para la preparación del cordero asado o estofado.

✧ **Orégano**: estimula las funciones digestivas y mejora la atonía del estómago, utilizándose para realzar el sabor de platos de carne como el cordero asado, en pucheros, pastas, pescados o ensaladas.

Podemos elaborar con él un aceite: triturar 4 cucharadas en un mortero, añadir 4 tazas de aceite de oliva y verter la mezcla en un tarro con tapa, en el que se deja reposar por dos semanas agitando cada día. Luego se cuela el aceite y se le añade un par de ramitas de orégano.

✧ **Tomillo**: es un buen digestivo y ayuda a expulsar los gases intestinales, siendo excelente para los guisos con pescado, estofados y tortillas.

✧ **Laurel**: tiene propiedades tónicas y estimulantes y es excelente para aderezar platos de caza y para guisos y estofados.

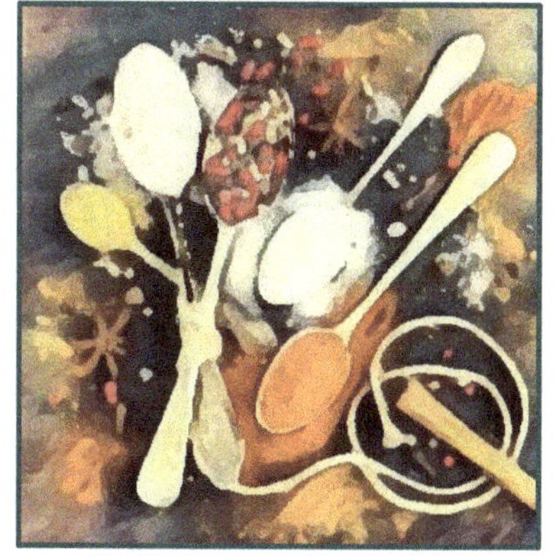

✧ **Salvia**: cura las inflamaciones de las encías, la boca y la faringe y favorece la acción del estómago y el intestino, siendo excelente para los platos a base de conejo o cerdo, guisos de legumbres, ensaladas y pastas.

◇ **Perejil:** es estomacal y ayuda a expulsar los gases intestinales y a eliminar líquidos, utilizándose en gran diversidad de platos y salsas.

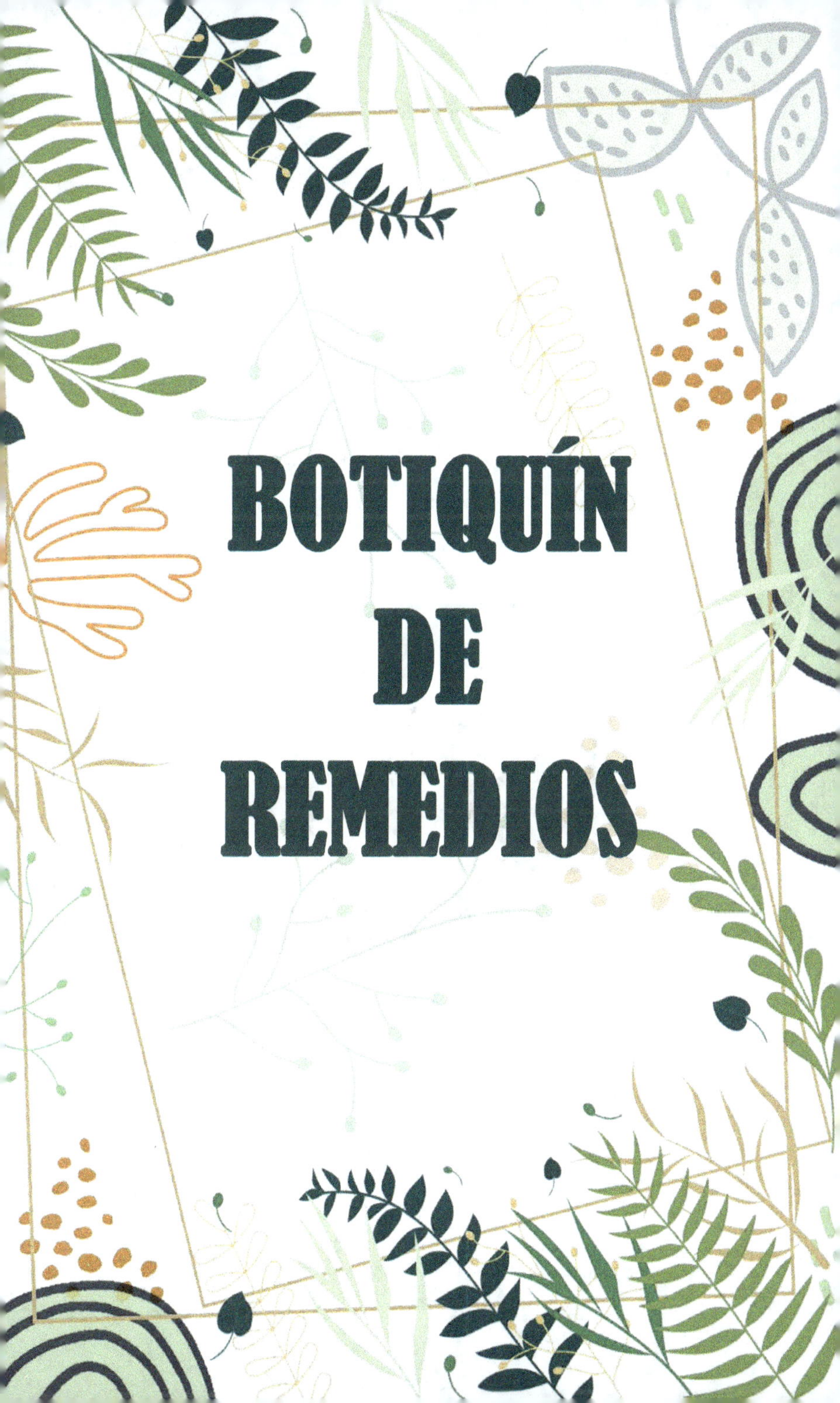
BOTIQUÍN
DE
REMEDIOS

Ajo

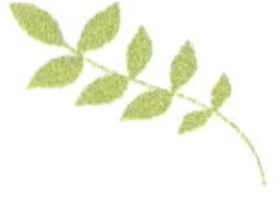

- ➢ Procede de Asia y mide en torno a 60 centímetros de alto.

- ➢ Las hojas son planas y de color gris verdoso. Posee un bulbo redondeado compuesto por numerosos gajos, que cuentan con un recubrimiento de color blanco.

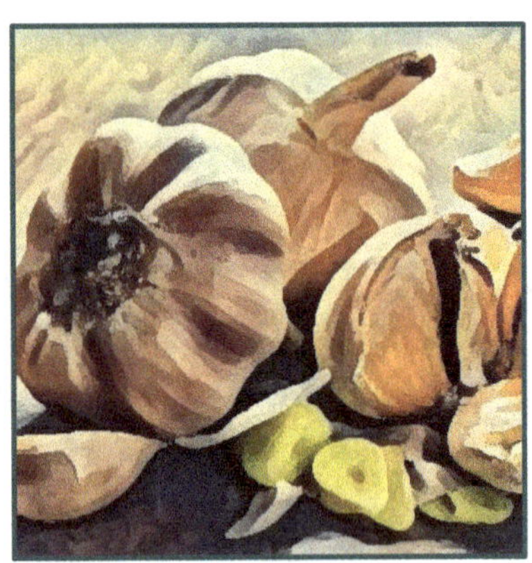

- ➢ Se usa para:

  - ❖ Favorecer la circulación y reducir el nivel de azúcar en sangre: tomar el bulbo crudo.

 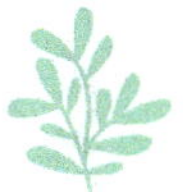 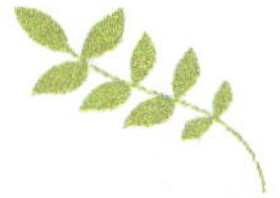  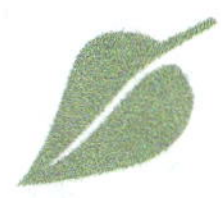

- ❖ Prevenir infecciones: tomar el bulbo en perlas.

- ❖ Reforzar las defensas y mantener saludables el pelo, la piel y las uñas: tomar los dientes cortados.

- ❖ Facilitar la expectoración y aliviar la tos: tomar el bulbo en forma de pastillas o como jarabe.

- ❖ Tratar picaduras de mosquito: frotar con un poco de jugo de ajo.

- ❖ Tratar las varices: aplicar los dientes macerados en aceite.

> Receta: mezclar 2 cucharadas de aceite de oliva con el zumo de un limón y 3 dientes de ajo cortados en láminas, dejando macerar durante 12 horas. Aplicar en masaje circular ascendente por las mañanas y las noches.

Almendro dulce

 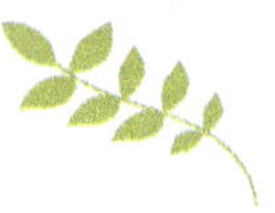

- ➢ Procede de la zona occidental de Asia y del norte de África y alcanza los 10 metros de altura.

- ➢ Sus hojas son finas, con forma de punta de flecha y el borde dentado. Las flores brotan a partir de febrero y son de color blanco rosado. El fruto tiene un recubrimiento velloso, bajo el que se encuentra una semilla recubierta con una fina piel con un extremo redondeado y otro puntiagudo.

- ➢ El consumo de almendras amargas puede ser de gran toxicidad.

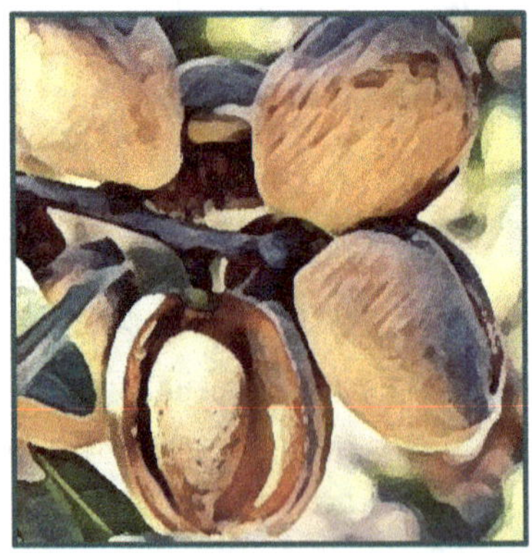

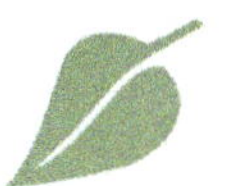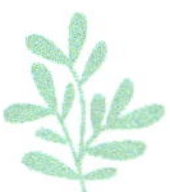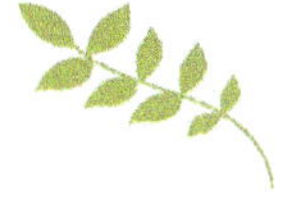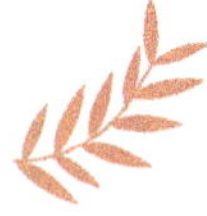

➢ Se usa para:

- ❖ Tratar la fiebre y las infecciones: ingerir leche de almendras.

> Receta: poner en remojo 1 taza de almendras crudas y sin sal durante 5 horas, colarlas y echarlas con cuatro tazas de agua y dos dátiles en una batidora. Colar la mezcla antes de consumirla.

- ❖ Tratar heridas y quemaduras: aplicar aceite de almendras.

> Receta: poner las almendras en agua caliente para quitarles la piel, presionándolas para obtener el aceite. Filtrar y guardar en un frasco de cristal.

- ❖ Complemento nutritivo: tomar las semillas.

Aloe

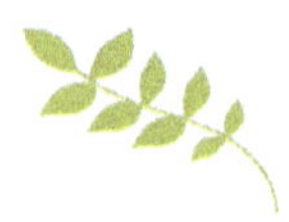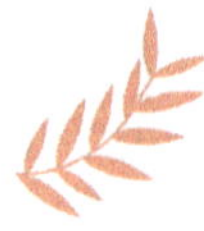

> ➢ Procede del este y sur de África.

> ➢ Sus hojas son carnosas, gruesas, algo curvadas y con espinas en los bordes, creciendo en rosetones. Las flores son amarillas, rojas o anaranjadas. Se recolecta en cualquier mes del año.

> ➢ Las embarazadas deben abstenerse de tomarla.

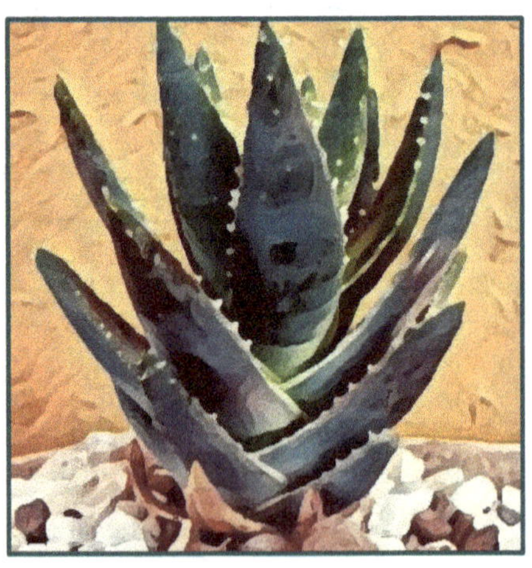

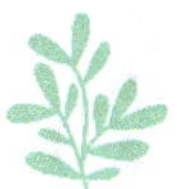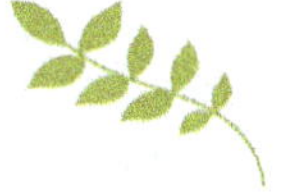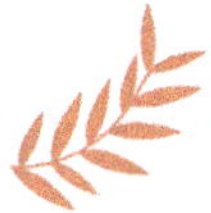

➢ Se usa para:

❖ Purgante: tomar el jugo en grandes dosis.

❖ Digestivo y laxante: tomar las hojas en jugo.

> Receta: extraer de la planta dos cucharadas de jugo y disolver este en una taza de leche cuajada. Beber, en pequeñas dosis, por la mañana en ayunas.

❖ Quemaduras y eccemas: aplicar el gel de una hoja.

> Receta: cortar las espinas de los bordes de la hoja y partir esta para obtener el gel, que se aplica cubierto con una gasa. Repetir la aplicación cada dos o tres horas.

Árnica

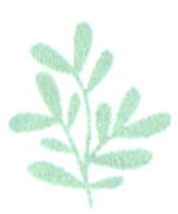 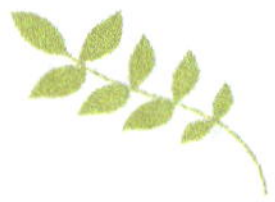 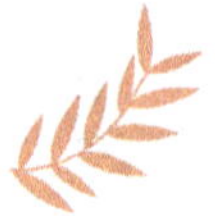

- ➢ Crece en climas fríos y lugares altos y alcanza una altura de 50 centímetros.

- ➢ Las hojas son ovaladas. Las flores son de color amarillo o dorado y se recolectan durante la floración, al igual que el fruto. La raíz se recoge en otoño.

- ➢ Emplear siempre diluido en agua o aceite en proporción equivalente y abstenerse durante el embarazo.

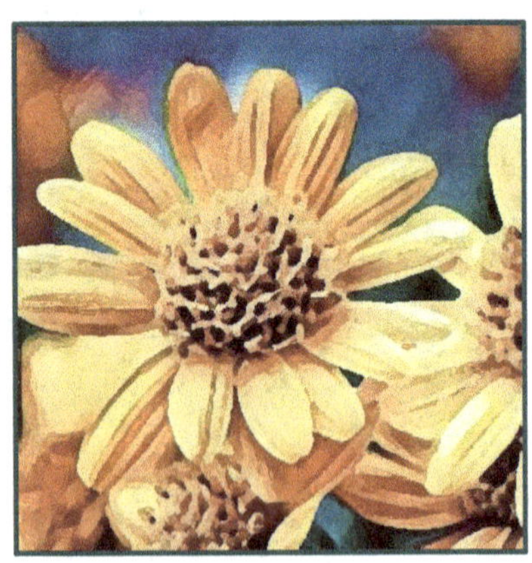

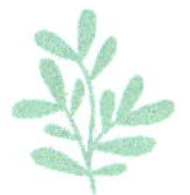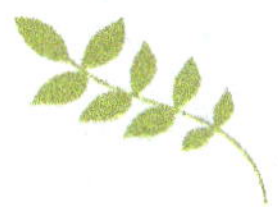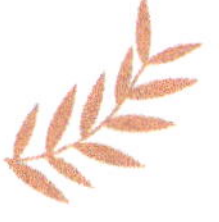

➢ Se usa para:

❖ Inflamaciones locales producidas por contusiones y hemorroides: aplicar el aceite con compresas o directamente.

> Receta: macerar 6 cucharadas de flores secas con aceite de oliva durante un mes, agitando la mezcla a diario.

> Receta: calentar 2 cucharadas de flores con 2 de aceite de oliva al baño maría durante 2 horas. Dejar enfriar y colar.

❖ Inflamaciones de garganta: hacer gargarismos.

Berza

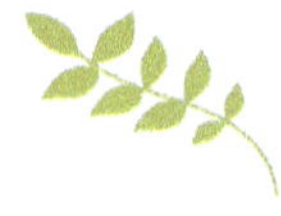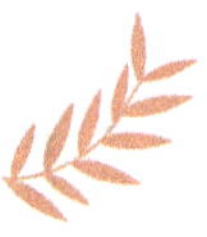

➤ Crece en regiones templadas y alcanza hasta 2,5 metros de altura.

➤ Sus hojas son grandes y carnosas y de color verde o vino. Las flores son amarillas o blancas. El fruto es alargado y sus semillas, lisas y de color pardo.

➤ Su capullo terminal se convierte en col a finales del verano.

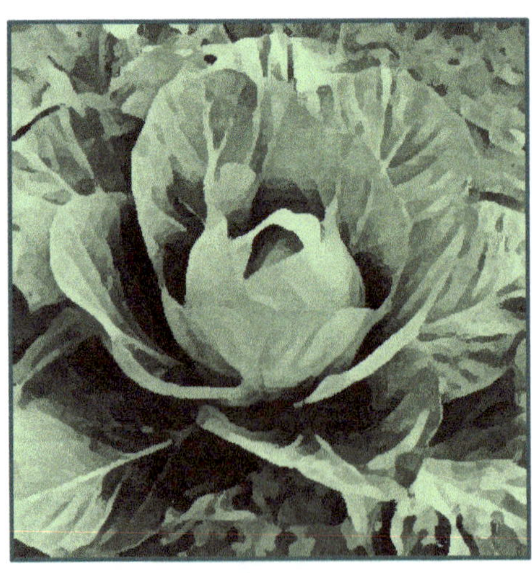

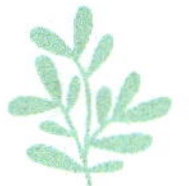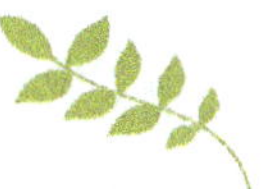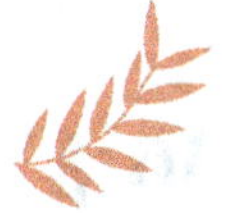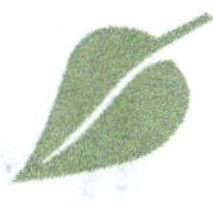

➢ Se usa para:

❖ Proteger las mucosas del estómago y combatir la acidez estomacal: tomar el jugo de las hojas.

> Receta: triturar 250 gramos de col y la maceramos durante 2 horas con dos cucharadas de aceite, el jugo de medio limón y una pizca de comino. Tomar la mitad con la comida y la otra mitad con la cena durante varios días.

❖ Cicatrizar heridas y trata úlceras: aplicar hojas en cataplasma.

> Receta: lavar 1 hoja, machacarla y envolverla en una gasa, que se ajusta con una venda y se cambia varias veces al día.

❖ Dolores reumáticos: aplicar el jugo con arcilla.

Caléndula

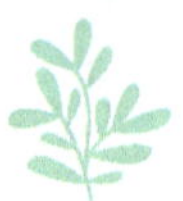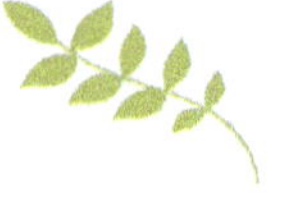

- ➢ Procede del sur de Europa y Oriente Próximo y alcanza los 45 centímetros de altura.

- ➢ Sus hojas son carnosas y sus flores, de color anaranjado intenso. Los frutos tienen forma triangular.

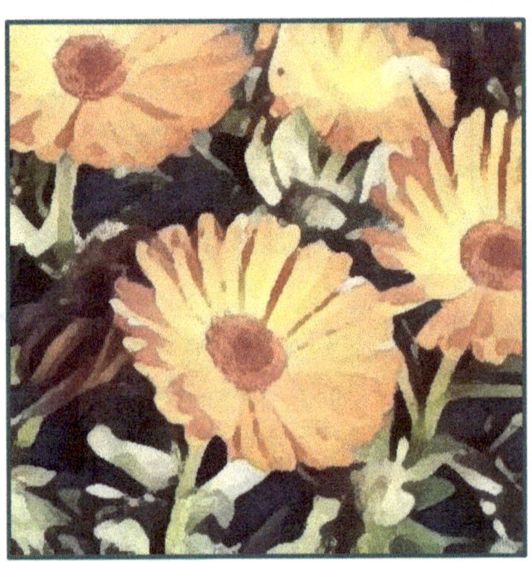

- ➢ Se usa para:

  - ❖ Tratar eccemas, quemaduras, heridas y picaduras de insectos o medusas: aplicar las flores como cataplasma o aceite.

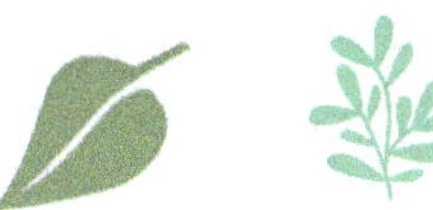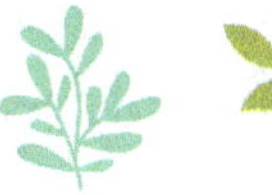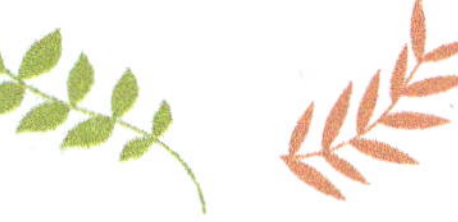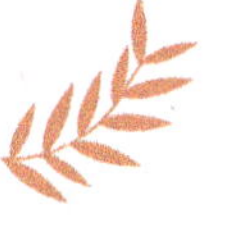

❖ Desórdenes menstruales: tomar infusión o extracto de las flores.

> Receta de la infusión: hervir 4 tazas de agua y echar esta sobre 2 cucharadas de flores, dejando reposar durante 5 minutos. Beber, preferiblemente desde una semana antes de la menstruación, dos tazas a lo largo del día.

❖ Tratar el herpes labial: aplicar en crema con tintura.

> Receta: poner al baño maría 2 cucharadas de aceite de oliva, 1 de cera virgen y 1 de tintura de caléndula. Dejar enfriar en un tarro.

Canela

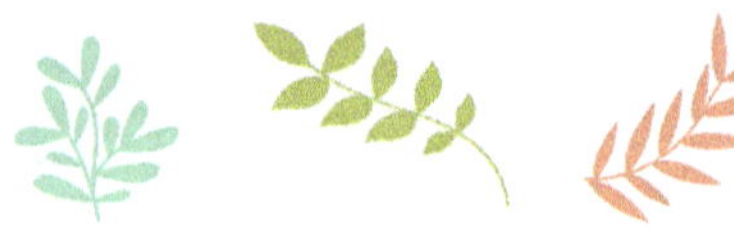

- ➢ El canelo es un árbol que crece en el sur de la India, América tropical y alcanza 10 metros de altura.

- ➢ Sus ramas están recubiertas por dos cortezas, una de color amarillento y otra más esponjosa y aromática, que se recolecta cada dos años. Las hojas son brillantes y alargadas. Las flores son pequeñas, blanquecinas o de color púrpura. El fruto es de color azulado.

- ➢ No emplear durante el embarazo.

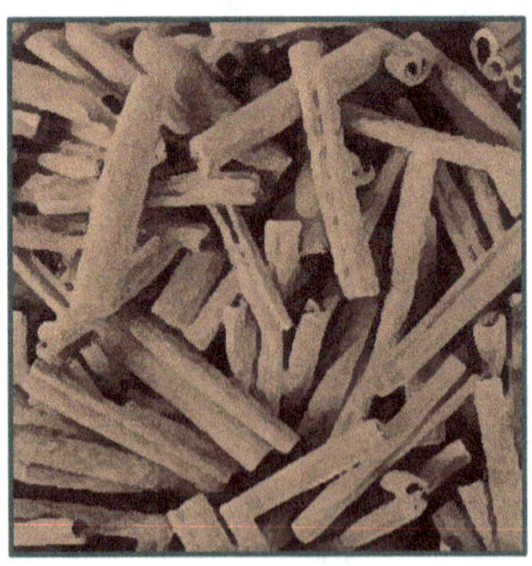

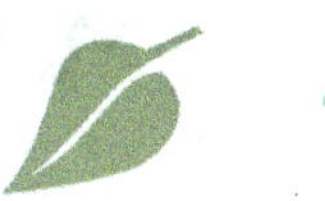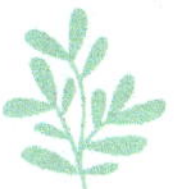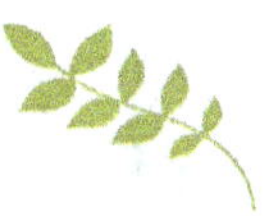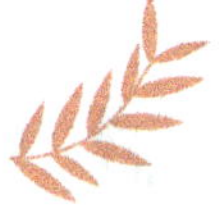

➤ Se usa para:

❖ Resfriados y estados febriles: tomar infusión de corteza.

> Receta: echar 1 taza de agua hirviendo en 1 palito de canela y dejar reposar durante 10 minutos. Beber media taza dos veces al día.

❖ Estimular el aparato digestivo y tonificar el estómago: tomar una cucharadita de polvo con agua.

❖ Facilitar la eliminación de los gases intestinales: tomar la corteza en tintura.

Cardo mariano

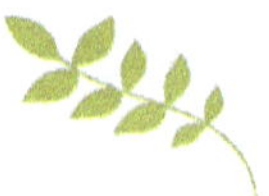

- ➢ Crece en las zonas templadas y alcanza 1,5 metros de altura.

- ➢ Las hojas presentan venas blancas y son muy brillantes y onduladas, con espinas agudas en sus bordes. Las flores son de color rosa o púrpura y tienen hojas con espinas en su base, y se recolectan cuando están abiertas por completo, al principio del verano. Las semillas son pequeñas, lisas y jaspeadas y se recogen en otoño.

- ➢ No tomar si se padece hipertensión.

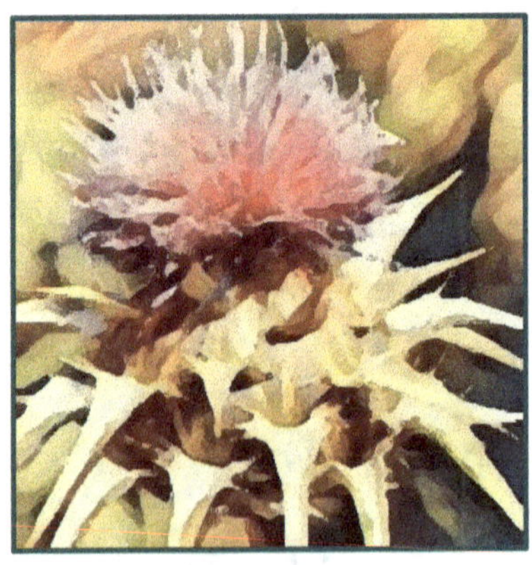

 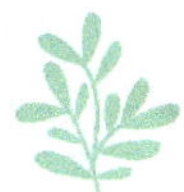 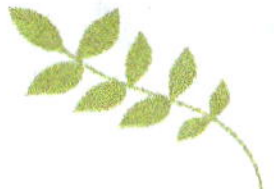 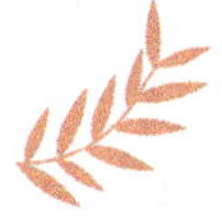 

➢ Se usa para:

❖ Problemas hepáticos: tomar cocción de las semillas.

> Receta: hervir 1 cucharada de semillas de cardo con 4 tazas de agua durante 15 minutos. Beber a lo largo del día.

❖ Hemorragias: tomar semillas cocidas.

❖ Antídoto de ciertas setas venenosas: tomar simlimarina, que se extrac de las semillas.

Cebolla

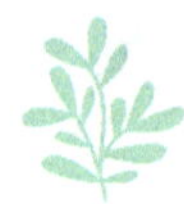 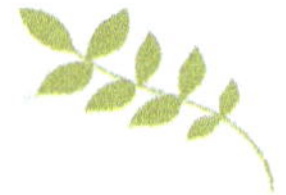 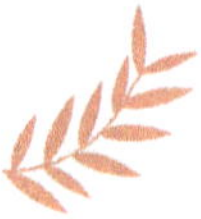

➢ Procede de Asia y Oriente Próximo y alcanza los 80 centímetros de altura.

➢ Sus hojas son cilíndricas y algo más cortas que el tallo. Las flores son de color blanco y se reúnen en un ramillete globuloso. La cebolla es un bulbo redondo cubierto por una membrana brillante y delgada de color blanco o rojizo, y se recolecta en verano.

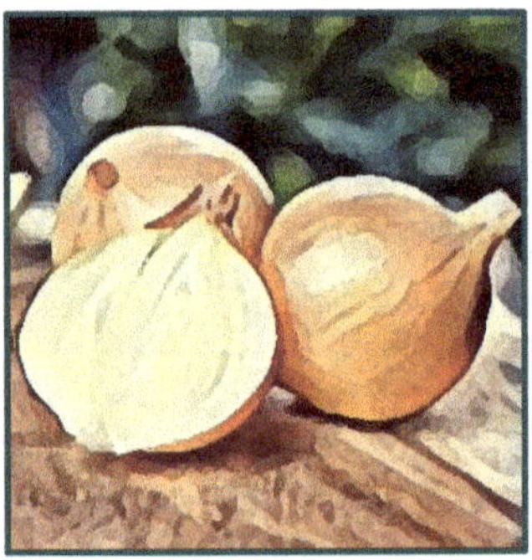

➢ Se usa para:

❖ Curar el resfriado, la gripe y la tos: tomar cruda, en extracto, jarabe, preparada con vino o en decocción.

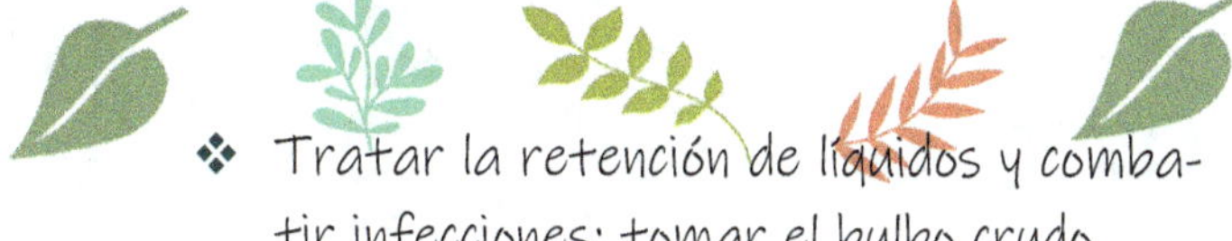

❖ Tratar la retención de líquidos y combatir infecciones: tomar el bulbo crudo.

❖ Cicatrizar heridas y tumoraciones: aplicar el bulbo en cataplasma.

> Receta para heridas infectadas: cata-
> plasma con 1 cebolla cortada en rodajas
> pochada en aceite de oliva y luego cocida
> en 1 vaso de vino tinto hasta que se
> evapore el alcohol. Cambiar la cata-
> plasma cada 2 horas hasta que la he-
> rida se abra y pueda limpiarse.

❖ Bajar inflamaciones, combatir el reuma
y regular la circulación sanguínea: utilizar la cebolla en sus diferentes preparaciones.

❖ Aumentar el brillo del pelo: aclarar con el
agua de hervir hojas de cebolla.

❖ Bajar la fiebre leve: tomar jugo de cebolla asada.

❖ Tratar el acné: utilizar la cebolla con arcilla.

Clavo

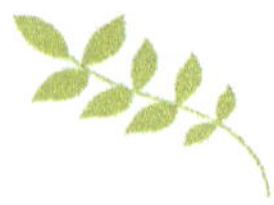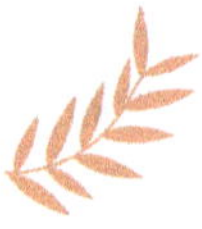

➢ Procede de las islas del sur de Asia y también se encuentra en el este de África, en la India y en América tropical. Alcanza 10 metros de altura.

➢ Su copa tiene forma cónica o piramidal. Sus hojas son grandes y ovaladas. Las flores son aromáticas, de color amarillo rojizo, y crecen agrupadas. El fruto es de color púrpura.

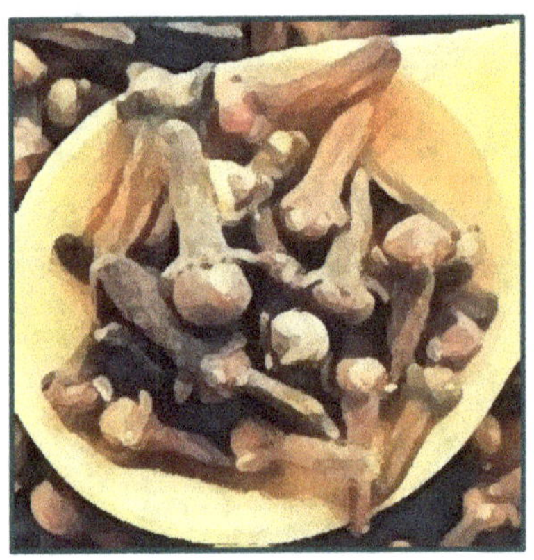

➢ Se usa para:

❖ Combatir la inapetencia y eliminar las flatulencias: masticar un clavo.

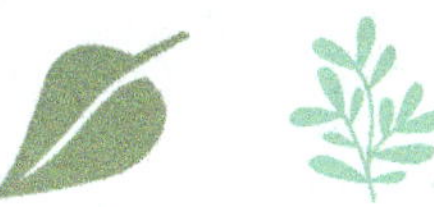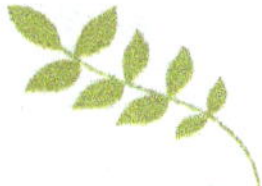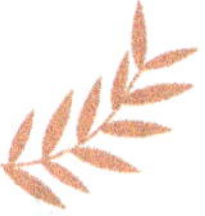

- ❖ Combatir infecciones: aplicar los capullos en polvo, tintura, extracto o infusión.

- ❖ Aliviar el dolor de muelas: mascar un clavo con la muela afectada y dejarlo actuar durante 5 minutos.

- ❖ Tratar afecciones bucales: tomar infusión.

Receta: machacar 2 clavos en un mortero y echarle 1 taza de agua hirviendo, dejando reposar durante 5 minutos y endulzar con miel. Hacer gargarismos varias veces al día.

Diente de león

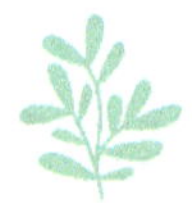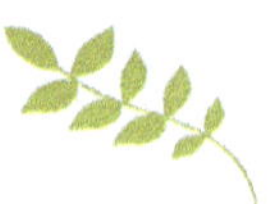

- Procede de Grecia.

- Sus hojas crecen en un rosetón a ras de suelo y están divididas en lóbulos irregulares, con forma triangular. Las flores son de color amarillo o anaranjado.

- Se recolecta durante todo el año.

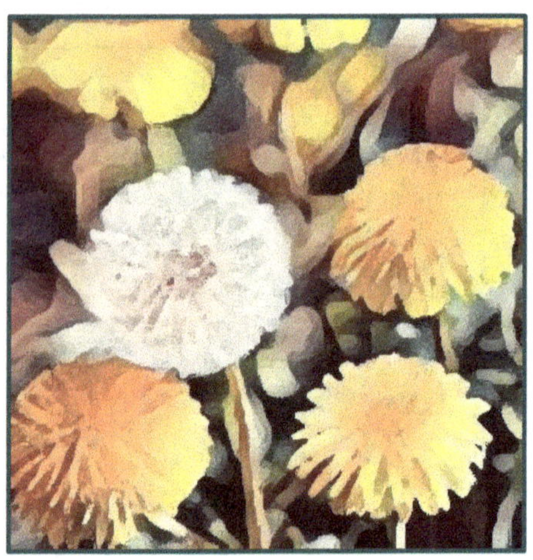

- Se usa para:

  - Eliminar líquidos: tomar jugo de hojas.

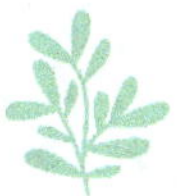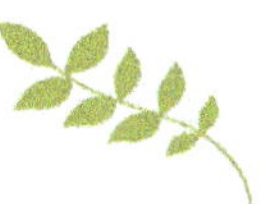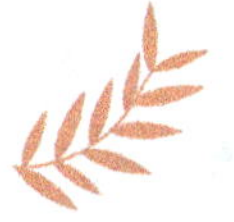

> Receta: licuar 6 cucharadas de hojas lavadas y beber a lo largo del día.

❖ Desintoxicar el organismo por dolencias de hígado, vesícula o riñón: tomar hojas y raíz en ensalada.

❖ Tratar problemas de la piel como la soriasis, el eccema o el acné: tomar tintura de hojas y raíz.

❖ Trastornos digestivos, acidez de estómago y falta de apetito: tomar en infusión.

❖ Aliviar la jaqueca: tomar en cocción.

> Receta: Hervir 1 cucharada de raíz en 3 tazas de agua a fuego lento durante 20 minutos. Beber en pequeñas cantidades a lo largo del día.

❖ Sustituir el café: utilizar la raíz desecada y tostada.

Espliego

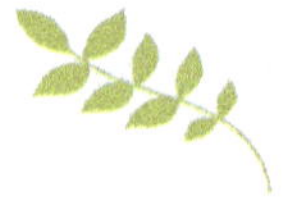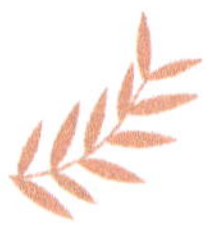

- ➤ Procede del Mediterráneo occidental y alcanza los 90 centímetros de altura.

- ➤ Sus hojas son opuestas. Sus flores son pequeñas y de color azul o violeta y crecen agrupadas en espigas en el extremo final de las ramas.

- ➤ Se recolecta cuando están abiertas las flores, en verano.

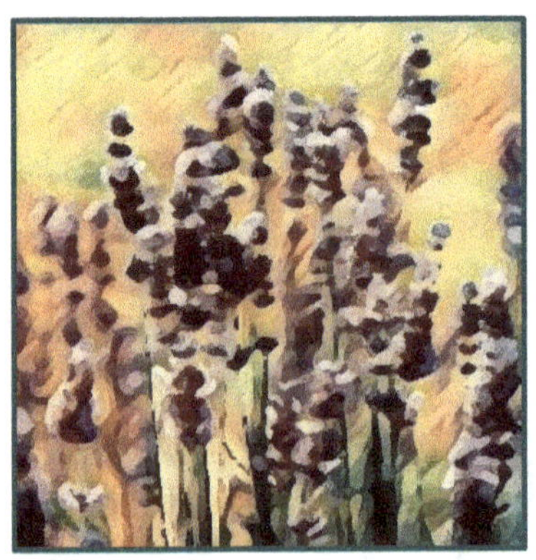

- ➤ Se usa para:

  - ❖ Aliviar el insomnio, la jaqueca y la depresión: tomar las flores en tintura.

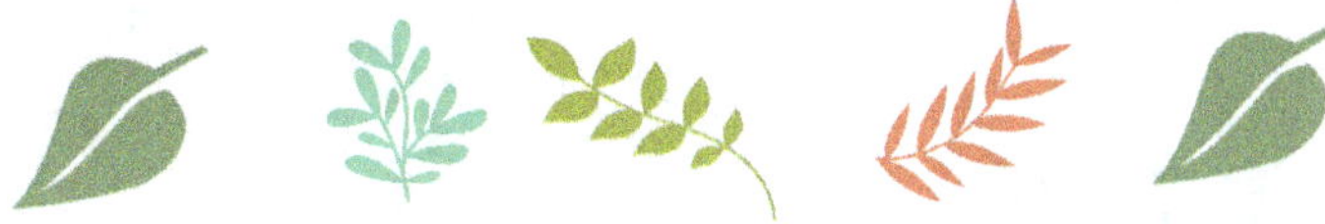

Receta: macerar 1 taza de espliego en 4 tazas de orujo, en un lugar oscuro y fresco, durante 2 semanas agitándola cada dos días. Tomar una cucharadita con agua por la noche.

❖ Tratar las molestias digestivas, acabar con los gases intestinales, y como estimulante y antiespasmódico: tomar influsión de flores.

Receta: echar 4 tazas de agua en 2 cucharadas de flores y dejar reposar durante 5 minutos. Beber una taza tras las comidas.

❖ Curar las irritaciones de garganta y tratar el asma de tipo nervioso: tomar infusión de flores.

❖ Cicatrizar quemaduras, heridas y llagas: aplicar las flores en aceite o como compresa.

Eucalipto

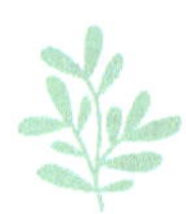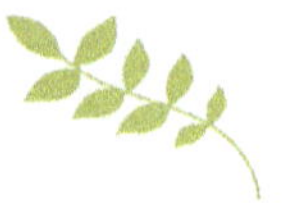

> ➤ Procede de Australia y Tasmania y alcanza los 100 metros de altura.

> ➤ La corteza de su tronco se rompe espontáneamente en grandes láminas. Sus hojas son alargadas y algo curvadas y se recolectan cuando están perfectamente formadas. Constituye unos grandes botones florales. El fruto es una cápsula con varias semillas.

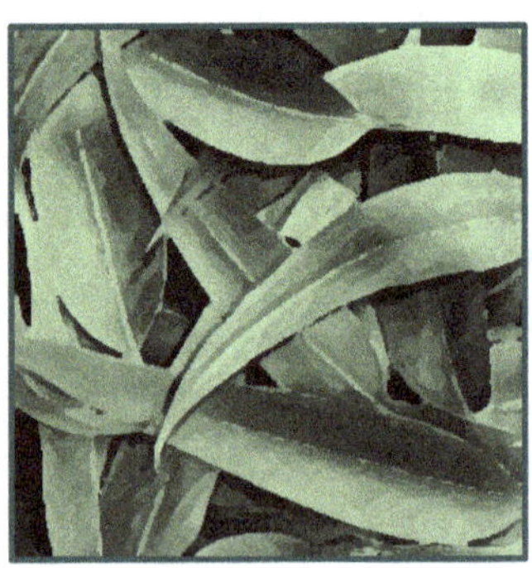

> ➤ Se usa para:

> ❖ Proteger de las infecciones y bajar la fiebre: hacer vahos.

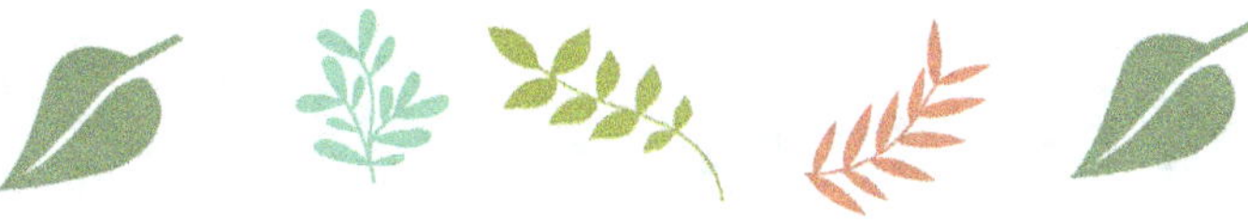

- ❖ Estimular y descongestionar las células secretoras de la mucosa bronquial, expectorante: hacer inhalaciones de la infusión de las hojas.

> Receta de vinagre aromático: hervir 2 semillas y 2 pizcas de hojas de eucalipto trituradas en un tercio de vaso de vinagre de sidra durante 1 minuto, dejar reposar 10 minutos. Hacer friegas sobre el pecho y la espalda antes de acostarse y dejar el resto en la mesilla para inhalarlo durmiendo.

- ❖ Aliviar el dolor del reumatismo: aplicar aceite esencial.

Flor de azahar

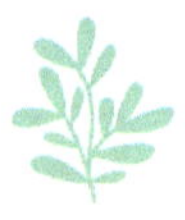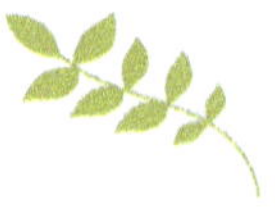

➤ El naranjo amargo es originario de Asia oriental y alcanza 10 metros de altura.

➤ Sus hojas son duras, brillantes y de color verde y se recolectan en primavera. Las flores son blancas, tienen un perfume delicado y se recogen al final de la primavera. Su fruto es redondo y de color anaranjado y se recolecta a partir del verano.

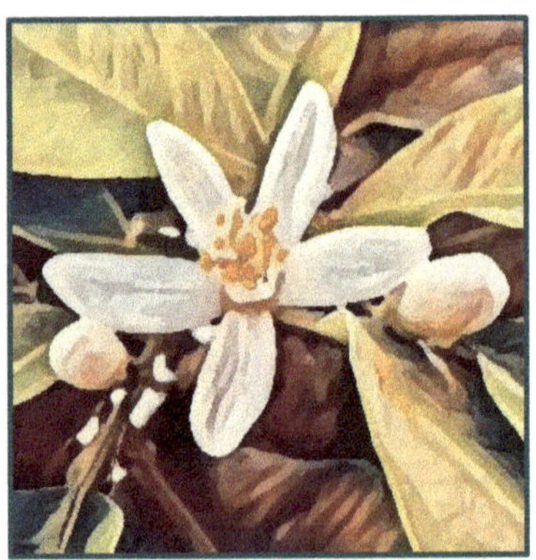

➤ Se usa para:

❖ Disminuir el estrés y combatir el insomnio: tomar agua de flores.

 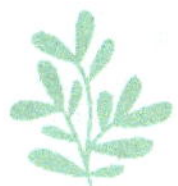 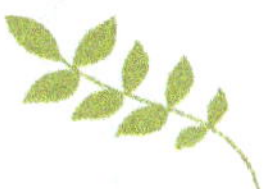  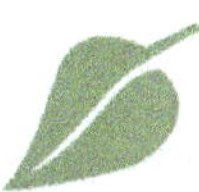

> Receta: macerar media taza de flores con 4 tazas de agua fría durante una noche. Tomarlo a lo largo del día.

❖ Estimular la digestión y aliviar las flatulencias: tomar las hojas o la corteza del fruto en infusión.

❖ Prevenir infecciones: tomar el zumo del fruto.

❖ Dolor de cabeza: tomar infusión de flor.

> Receta: echar 1 taza de agua hirviendo en 6 flores y dejar reposar durante 10 minutos. Puede endulzarse con miel.

Ginseng

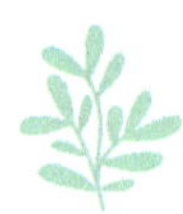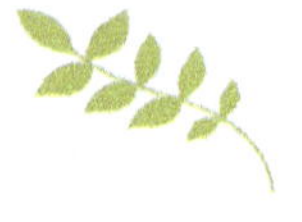

> ➤ Procede del este de Asia y alcanza los 45 centímetros de altura.

> ➤ Su raíz es gruesa y carnosa y se recolecta en el cuarto o quinto año de la planta. Las hojas son de forma ovalada y bordes dentados. Las flores son pequeñas y de color verde. Los frutos son de color escarlata y contienen varias semillas en su interior.

> ➤ No debe tomarse durante más de seis semanas ni en el embarazo.

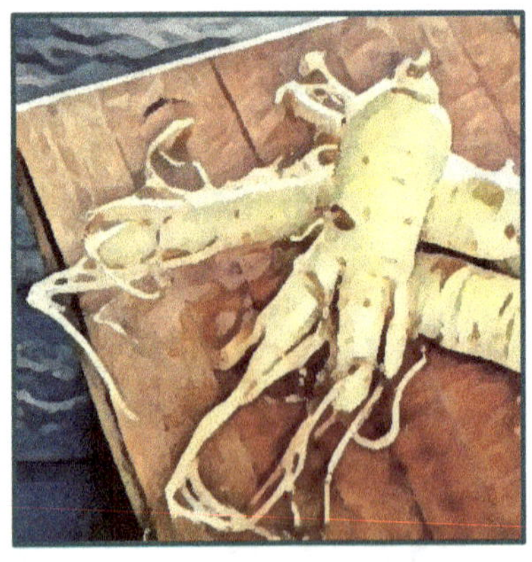

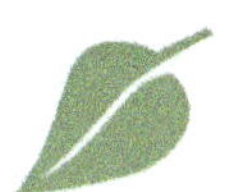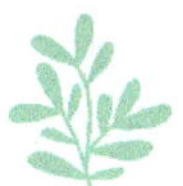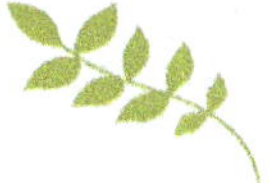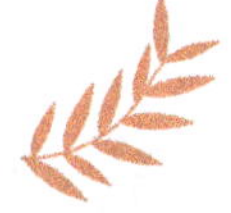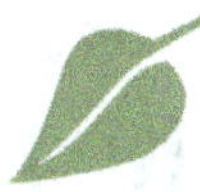

➤ Se usa para:

❖ Estimular el sistema nervioso central y afrontar situaciones de estrés: tomar la raíz en decocción, polvo, tintura o extracto.

> Receta de cocción contra el agotamiento nervioso: trocear 2 cucharadas de raíz y hervirla en 4 tazas de agua durante media hora. Beber tres tazas al día.

❖ Tratar convalecientes de una enfermedad con fiebre alta: tomar la raíz en infusión o añadir 1 gramo de raíz por cada ración de sopa.

Hierba luisa

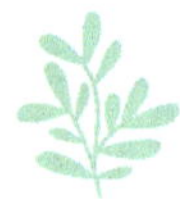
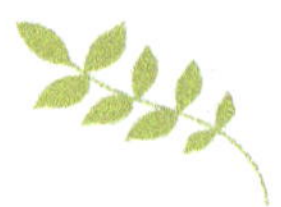

- ➤ Arbusto originario de Sudamérica que alcanza 2 metros de altura.

- ➤ Sus hojas son de color verde pálido, de borde liso y emiten un intenso olor a limón, y se recolectan en verano. Las flores, de color blanco o azulado, crecen en ramilletes de forma piramidal. El fruto es carnoso.

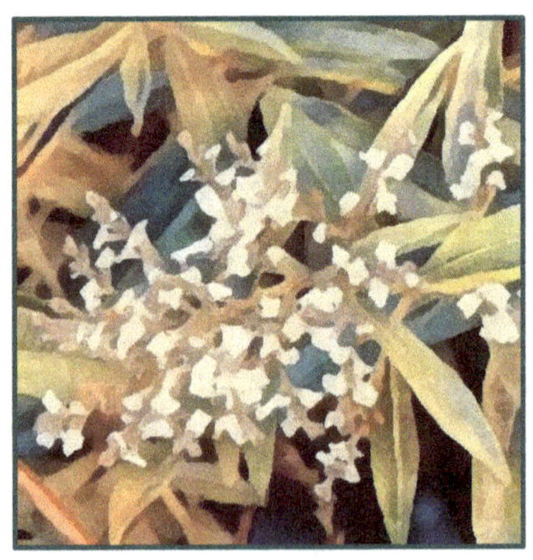

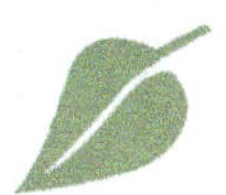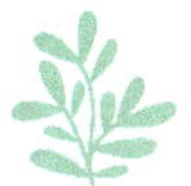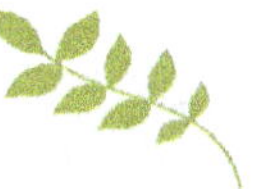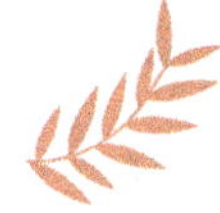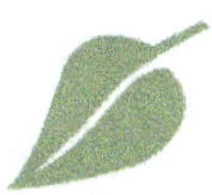

➢ Se usa para:

❖ Tratar las digestiones laboriosas y el dolor de estómago: tomar infusión de hojas y flores.

> Receta: echar 4 tazas de agua hirviendo en 2 cucharadas de hojas y flores, dejando reposar durante 10 minutos. Beberlo a lo largo del día tras las comidas.

❖ Eliminar gases, estimular el apetito y antivomitivo: tomar infusión de hojas y flores.

❖ Calmar los dolores menstruales, estados nerviosos y tos: tomar las hojas en infusión, tintura o maceración.

Jengibre

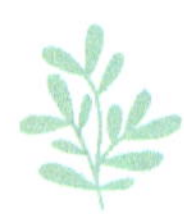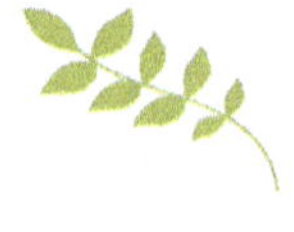

➤ Procede de Asia y alcanza 60 centímetros de altura

➤ Su raíz es nudosa y se recolecta cuando la planta tiene diez meses. Las hojas son alargadas y estrechas. Las flores crecen en el extremo de los tallos y son irregulares y pequeñas.

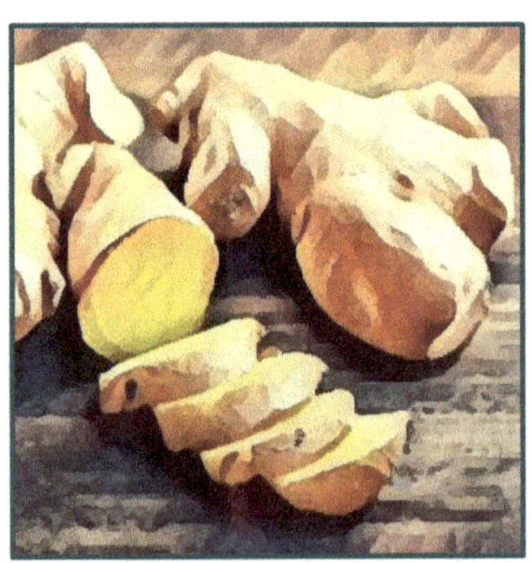

➤ Se usa para:

❖ Aliviar mareos e indigestión: tomar infusión y pastillas.

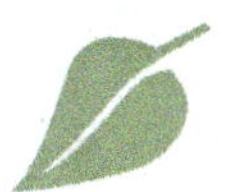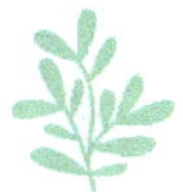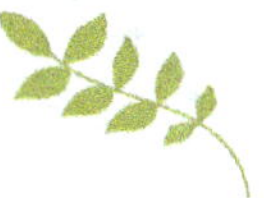

> Receta para las pastillas: lavar y secar las raíces, pelarlas y cortarlas en rodajas finas, colocarlas sobre una capa de azúcar en polvo y cubrirlas con esta, dejándolas en reposo durante tres días.

❖ Remediar los sabañones y la mala circulación en pies y manos y bajar la fiebre: tomar la raíz rallada.

❖ Combatir la tos, la gripe y los resfriados: tomar infusión.

> Receta: echar medio 4 tazas de agua hirviendo en una cucharada de jengibre rallado y dejar reposar durante 10 minutos. Puede endulzarse con miel.

Lúpulo

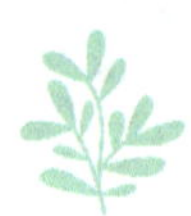

- ➢ Planta trepadora originaria de Europa y Asia.

- ➢ Las hojas son oscuras y dentadas, con profundos nervios, algunas lobuladas. Las flores son numerosas y de color verdoso y crecen separadas las masculinas de las femeninas. Los frutos se recubren de un polvo amarillo que aromatiza y sirve para hacer cerveza.

- ➢ La recolección se efectúa a finales de verano.

- ➢ No debe emplearse durante el embarazo ni la lactancia.

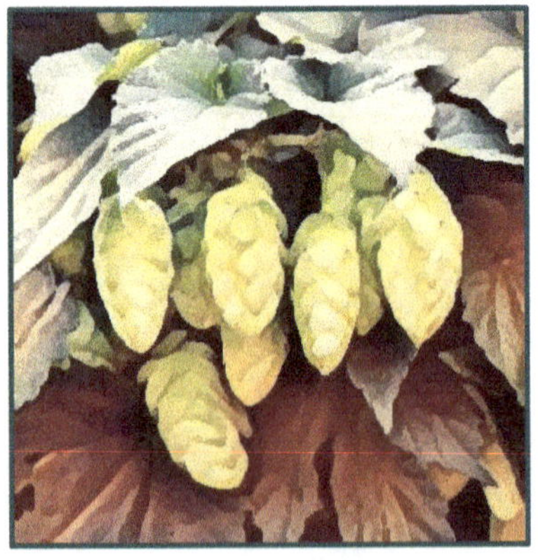

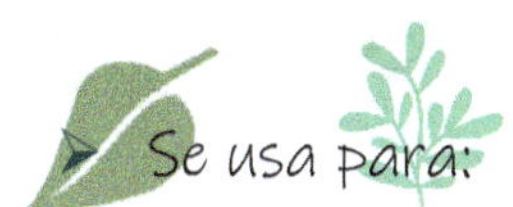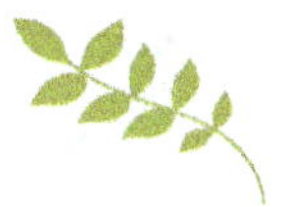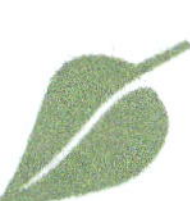

❖ Inapetencia y digestiones difíciles: tomar infusión de flores femeninas.

❖ Conciliar el sueño, aliviar la jaqueca y eliminar líquidos: tomar flores en decocción.

❖ Remediar estados de ansiedad y nerviosismo: tomar flores en decocción, tintura o infusión.

> Receta para la infusión: echar 1 taza de agua hirviendo en 1 cucharada de flores y dejar reposar durante tres minutos. Tomar cuando se presente la ansiedad o antes de acostarse si hay insomnio.

❖ Aliviar los dolores de la menstruación: tomar infusión.

❖ Nauralgias: aplicar flores en compresa.

> Receta: echar 1 vaso de agua hirviendo en un puñado de flores para ablandarlas y calentarlas. Escurrirlas y colocarlas entre dos telas.

Manzanilla

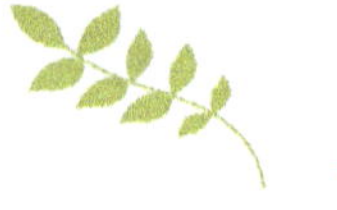
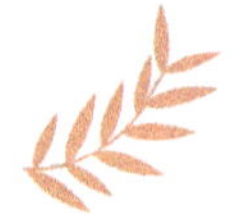

- ➤ Procede de Europa, Asia occidental, norte de África y alcanza 70 centímetros de altura.

- ➤ Las hojas son muy finas y están profundamente divididas. Las flores son blancas, con un gran botón central de color amarillo, y se recolectan en verano.

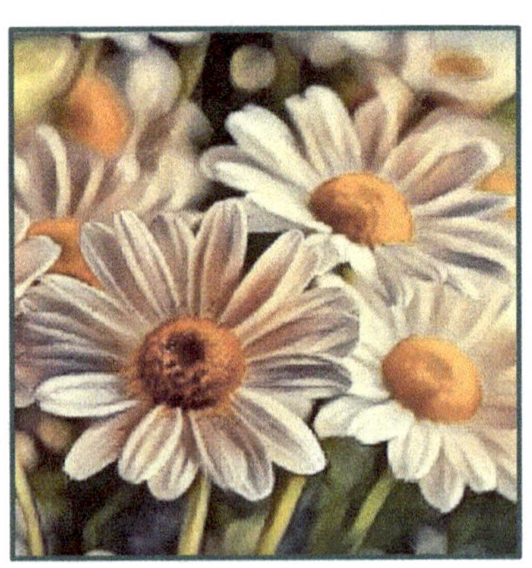

- ➤ Se usa para:

  - ❖ Aliviar las digestiones pesadas, eliminar los gases intestinales y favorecer el sueño: tomar infusión de flores.

> Receta: echar 4 tazas de agua hir-
> viendo en 2 cucharadas de flores y dejar
> reposar durante 5 minutos. Beberlo a lo
> largo del día.

❖ Aliviar la irritabilidad y los dolores menstruales: tomar infusión.

❖ Tratar las inflamaciones de la piel, el eccema y las alergias: aplicar las flores en
crema o infusión.

> Receta para la crema: fundir 75 gramos
> de cera emulsiva al baño maría y añadir
> 2 cucharadas de glicerina, 40 mililitros
> de agua y 2 cucharadas de flores, de-
> jando a fuego lento durante 3 horas.
> Aplicar tantas veces como sea necesario.

❖ Calmar la irritación ocular y limpiar los
ojos: aplicar infusión.

❖ Aliviar las migrañas con origen nervioso:
tomar infusión.

❖ Remediar las obturaciones de la nariz y
la sinusitis: hacer inhalaciones.

Menta

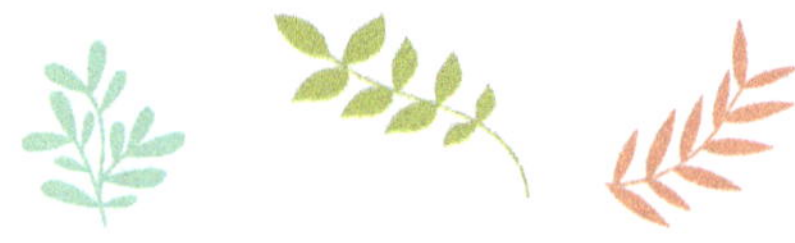

- Procede de Inglaterra y alcanza 90 centímetros de altura.

- Las hojas son ovaladas y algo lanceoladas, de color verde intenso y con borde dentado, y se recolectan en verano. Las flores son purpúreas y crecen agrupadas.

- No emplear durante el embarazo.

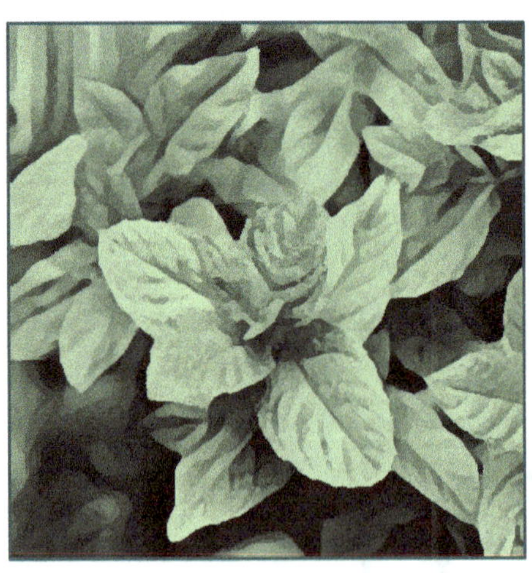

- ❖ Proteger de infecciones: tomar aceite de las hojas diluido.
- ❖ Aliviar las digestiones pesadas, los cólicos y las molestias de estómago y eliminar los gases intestinales: tomar hojas en infusión.

> Receta: echar 1 taza de agua hirviendo en 1 cucharada de hojas y dejar reposar durante 10 minutos. Beberlo antes de acostarse.

- ❖ Aliviar el dolor y las jaquecas producidas por problemas digestivos: aplicar aceite esencial de flores y hojas diluido, a razón de 10 gotas por cada 25 mililitros de aceite de oliva.

- ❖ Tratar inflamaciones de la vesícula biliar: tomar esencia de menta.

> Receta: diluir 3 gramos de esencia en 50 mililitros de orujo y verter 15 gotas en un terrón de azúcar.

Olivo

 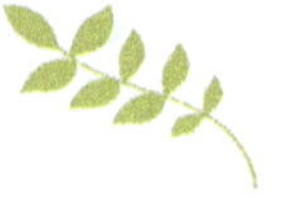 

- ➤ Árbol originario de la zona mediterránea que alcanza 20 metros de altura.

- ➤ Las hojas son alargadas y agudas y se recolectan todo el año. Las flores son blaquecinas y crecen en pequeños racimos. El fruto es la oliva.

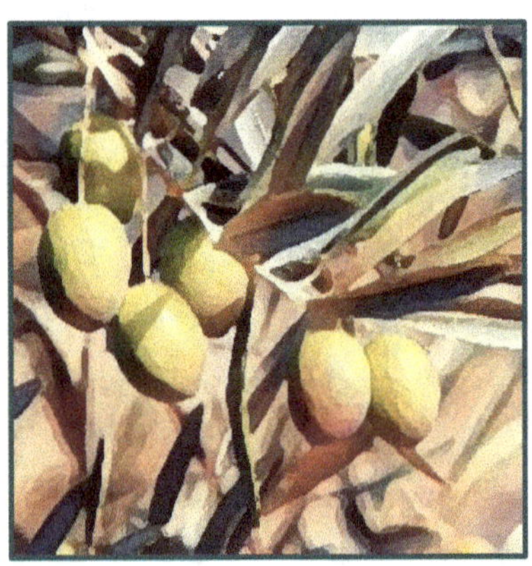

- ➤ Se usa para:

  - ❖ Remediar quemaduras y prevenir la aparición de estrías en el embarazo: aplicar aceite de oliva.

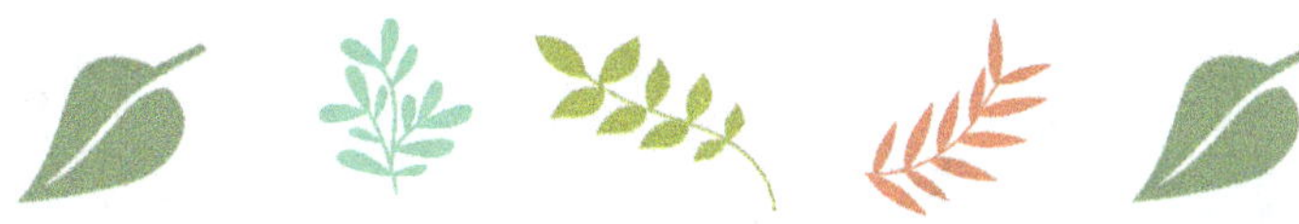

❖ Bajar la tensión arterial, provocar la orina y expulsar las lombrices intestinales: tomar cocción de hojas.

> Receta: cocer 2 cucharadas de hojas frescas y 2 cucharadas de hojas secas en 4 tazas de agua durante un cuarto de hora. Beber una taza por la mañana, en ayunas, y otra por la noche, antes de acostarse, durante 2 semanas, descansar 1 y repetir.

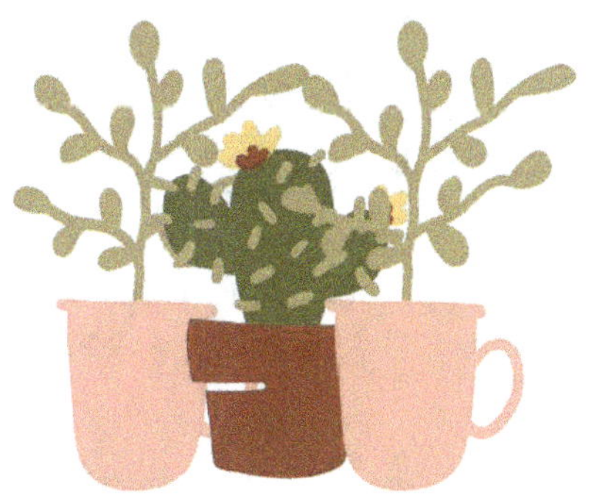

Orégano

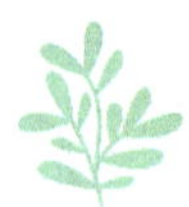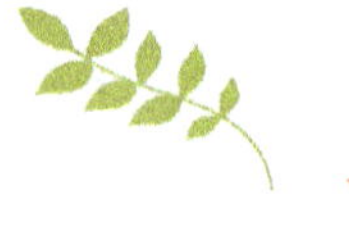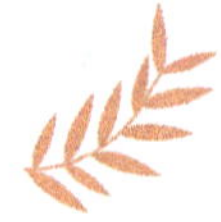

- ➤ Planta aromática que crece en la cuenca medi-terránea y alcanza 1 metro de altura.

- ➤ Las hojas crecen enfrentadas y tienen forma oval y borde liso, y se recolectan en verano. Las flores son pequeñas y rosadas y crecen en rami-lletes.

- ➤ Se usa para:

  - ❖ Calmar afecciones respiratorias: hacer vahos con la infusión de toda la planta.

  > Receta para la tos: echar 4 tazas de agua hirviendo en 1 cucharada de oré-gano y dejar reposar durante 5 minutos. Beberlo a lo largo del día.

  - ❖ Tónico estomacal, estimular la bilis y ex-pulsar los gases intestinales: tomar in-fusión.

  - ❖ Dolores articulares: aplicar como aceite.

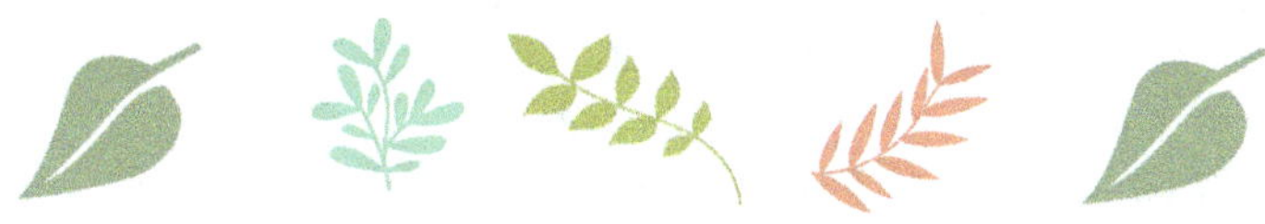

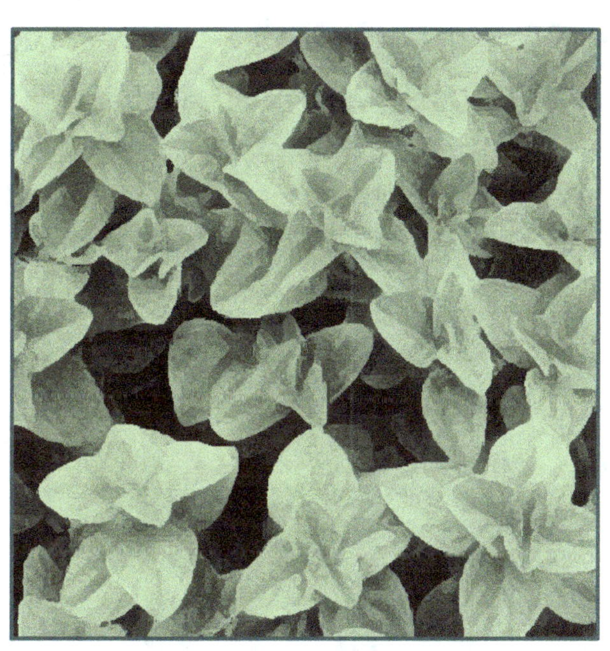

Ortiga

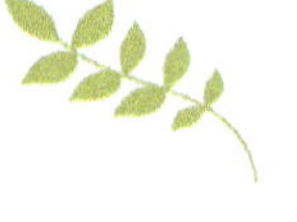

➤ Crece en las áreas templadas del hemisferio norte, Sudáfrica, los Andes y Australia y alcanza 1,5 metros de altura.

➤ La raíz es carnosa y se recolecta en otoño. Las hojas son alargadas, de borde muy dentado, terminan en punta y están llenas de pelillos irritantes, y se recogen en verano al igual que las flores, que son pequeñas y de color verde.

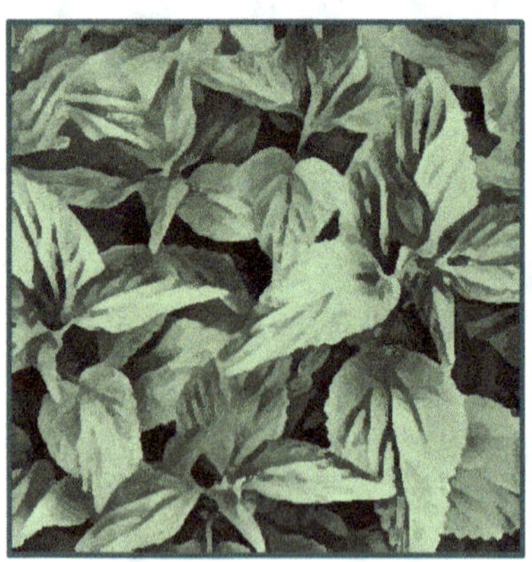

➤ Se usa para:

❖ Cicatrizar heridas: aplicar el jugo fresco.

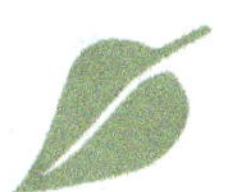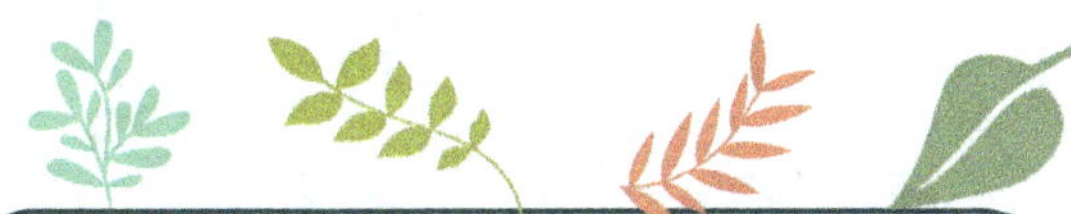

> Receta: machacar la planta en un mor-
> tero y presionarla en un tamiz para que
> suelte todo su jugo, y aplicar con un algo-
> dón o gasa. También se puede beber, di-
> luido en un poco de agua.

❖ Aumentar la producción de orina y la eliminación de productos de desecho, y reducir el azúcar en sangre y el ácido úrico:
infusión de hojas.

> Receta: echar 4 tazas de agua en 2 cu-
> charadas de hojas y dejar reposar 5 mi-
> nutos. Beber dos tazas al día.

❖ Curar alergias y otras afecciones de la
piel: usar la tintura de la raíz.

❖ Tratar la bronquitis y el resfriado: usar
la cocción de la raíz.

❖ Remediar la seborrea: aplicar en el pelo
una loción de ortigas cocidas y vino tinto,
dejándola actuar durante toda una noche. El tratamiento dura unas tres semanas.

Romero

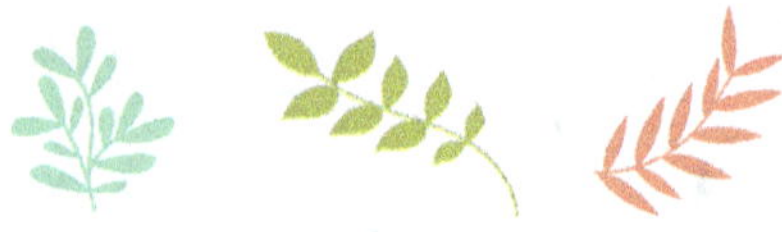

- Arbusto originario de la cuenca mediterránea que alcanza los 2 metros de altura.

- Las hojas son opuestas y duras. Las flores son pequeñas y de color azul pálido y crecen agrupadas en racimos terminales.

- Se recolecta en verano, tras la floración.

- No emplear durante el embarazo.

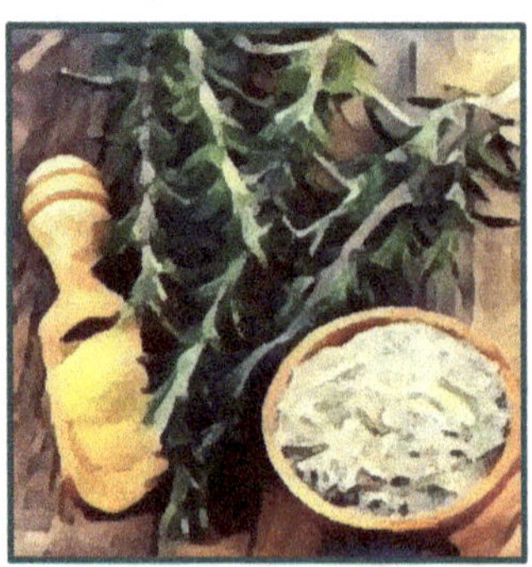

- Se usa para:

  - ❖ Digestiones difíciles y problemas de hígado: tomar hojas y flores en infusión.

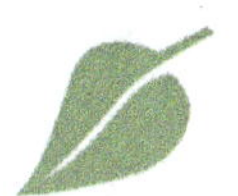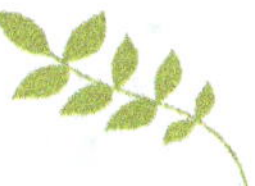

❖ Estados de estrés, astenia y depresiones leves: tomar infusión y decocción de flores y hojas.

❖ Aliviar dolores articulares o musculares: hacer fricciones con el aceite o alcohol.

❖ Curar heridas y llagas: aplicar aceite o alcohol en cataplasma.

❖ Estimular la circulación sanguínea de la cabeza, mejorando la concentración: tomar infusión o aceite esencial.

> Receta para la infusión: echar 4 tazas de agua en 2 cucharadas de hojas y flores y dejar reposar durante 5 minutos. Beber dos tazas al día.

❖ Tratar las migrañas: tomar infusión de hojas y flores.

Salvia

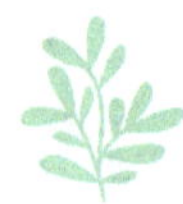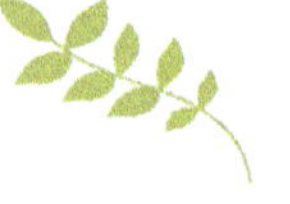

> Arbusto originario de la Europa mediterránea que alcanza los 60 centímetros de altura.

> Las hojas crecen opuestas, tienen forma oval y alargada, son rugosas al tacto y pueden ser de color blanquecino o verde claro, y se recolectan en verano. Las flores son de color lila.

> No emplear durante el embarazo.

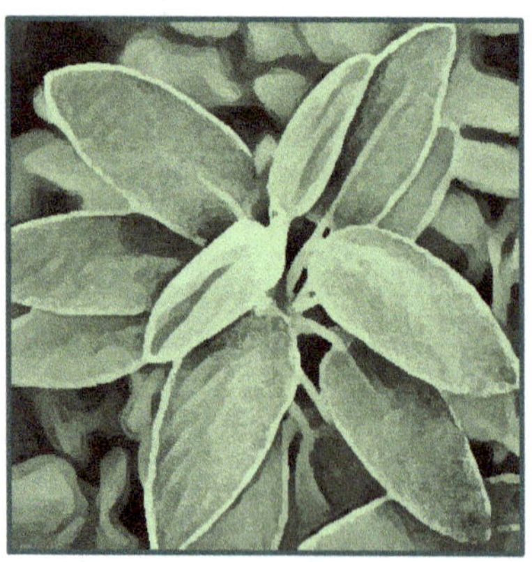

> Se usa para:

❖ Regular la menstruación: tomar infusión.

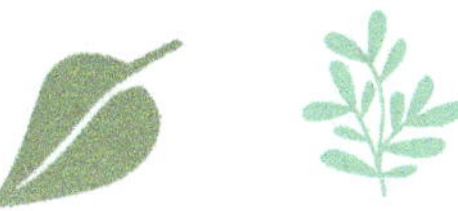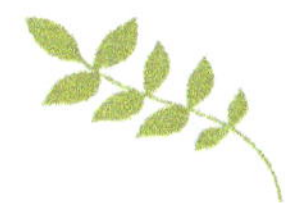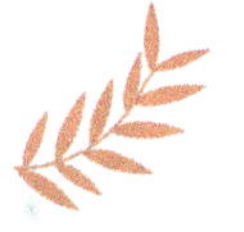

❖ Tratar problemas de garganta, afecciones respiratorias, llagas de las encías y diarrea leve: tomar infusión.

> Receta para gargarismos para la garganta: echar 1 taza de agua hirviendo en 1 cucharada de hojas frescas y dejar reposar 5 minutos. Hacer gárgaras tres veces al día.

❖ Aliviar la inflamación de encías y eliminar el mal aliento: hacer enjuague.

❖ Tonificar el estómago y calmar los nervios: tomar tintura de las hojas.

❖ Calmar los sofocos de la menopausia y combatir los sudores nocturnos: tomar tintura de las hojas.

> Receta: macerar durante una semana 4 partes de orujo, 3 partes de agua destilada y 1 parte de hojas de salvia. Tomar 50 gotas diluidas en agua 2 horas antes de la aparición de los sudores.

Sauce blanco

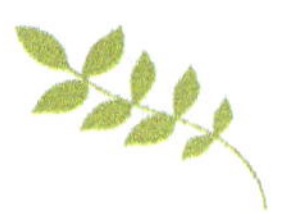

➤ Árbol originario de Europa, norte de Asia y África que alcanza 25 metros de altura.

➤ Las hojas son alargadas, brillantes y de bordes dentados y tienen forma cilíndrica. Las flores son macho y hembra. La corteza de los árboles con más de dos años se corta en primavera.

➤ Se usa para:

❖ Aliviar la artritis y el reumatismo, curar heridas y llagas y bajar la fiebre: tomar cocción de la corteza.

> Receta: macerar 2 cucharadas de corteza durante 12 horas en 4 tazas de agua fría, y luego hervir 15 minutos. Beber una taza antes de las comidas.

❖ Dolores premenstruales, angustia e insomnio: tomar infusión de flores secas.

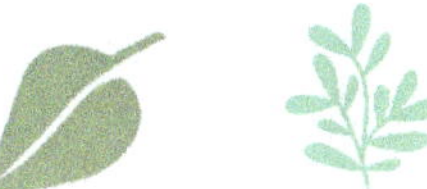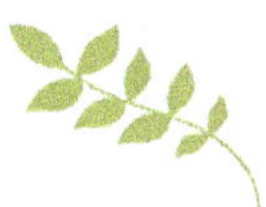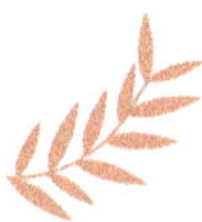

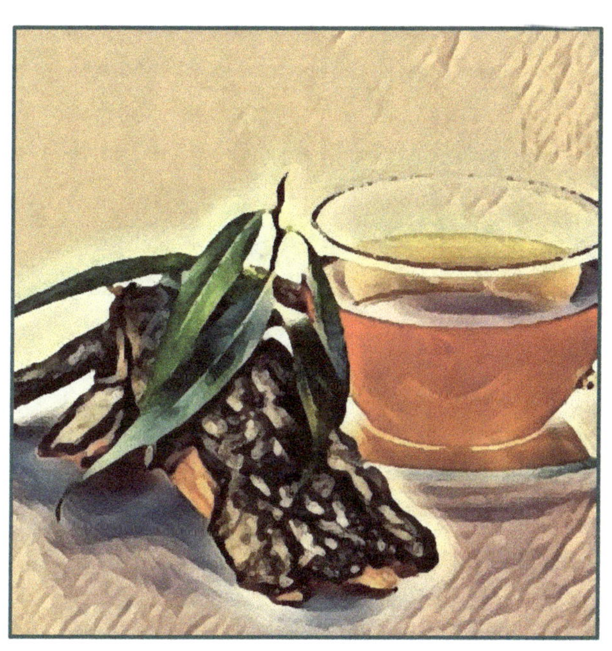

Tilo

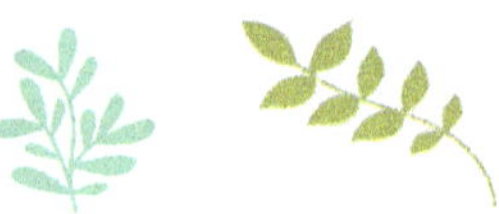

➢ Árbol originario de Europa y Asia Menor que alcanza los 35 metros de altura.

➢ Las hojas son de borde serrado y forma acorazonada. Las flores crecen agrupadas y se recogen en verano, al principio de la floración. El fruto es una cápsula esférica.

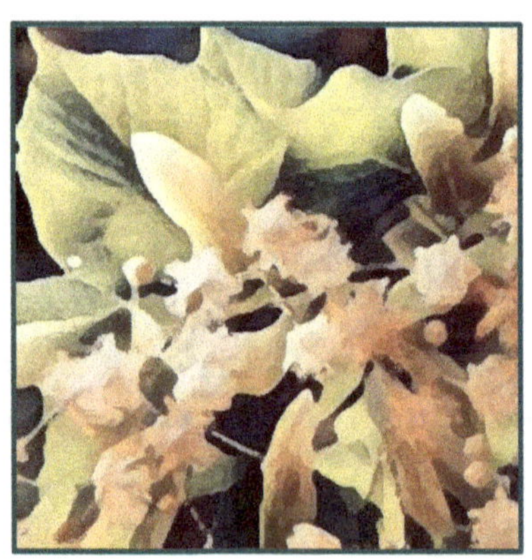

➢ Se usa para:

❖ Aliviar la tensión, facilitar el sueño y tratar los estados nerviosos: tomar infusión de flores.

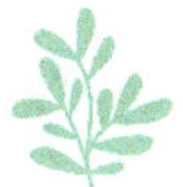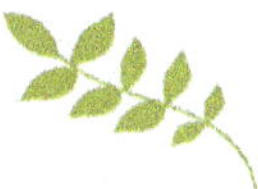

> Receta: echar 4 tazas de agua hirviendo en 1 cucharada de flores y dejar reposar durante 5 minutos. Beber a lo largo del día.

❖ Curar el catarro, bajar la fiebre y calmar los dolores de cabeza: tomar infusión de flores.

❖ Tratar el prurito y las irritaciones cutáneas: aplicar emplasto de hojas machacadas.

❖ Acabar con la contracción involuntaria de los músculos: tomar infusión de flores.

> Receta: echar 4 tazas de agua hirviendo en 1 cucharada de flores y dejar reposar durante 10 minutos. Beberlo a lo largo del día.

❖ Calmar dolores: aplicar cataplasma con la corteza machacada.

Tomillo

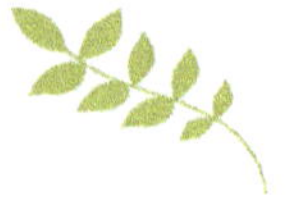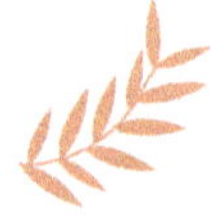

> Arbusto originario del sur de Europa, norte de África y Asia Menor que alcanza 20 centímetros de altura.

> La raíz es fibrosa y leñosa. Las hojas son pequeñas, de color verde grisáceo, de forma ovalada y alargada. Las flores son de color rosado o blanco y crecen agrupadas, y se recolectan en primavera.

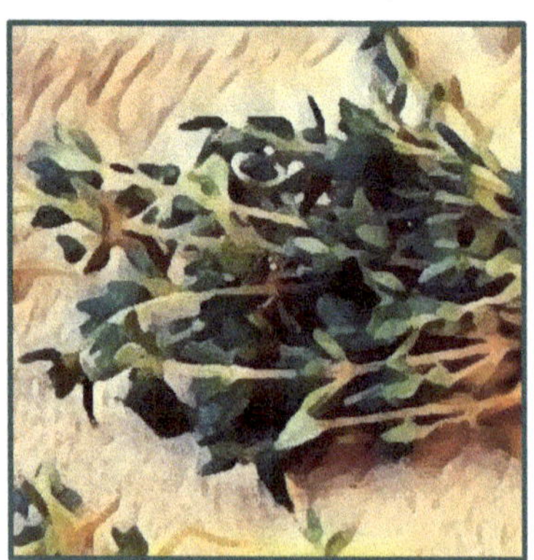

> Se usa para:

  ❖ Aliviar el asma y la fiebre del heno: infusión de toda la planta.

❖ Tratar las infecciones de pecho: tomar infusión de hojas y flores.

❖ Curar afecciones de la piel: fricciones con la maceración alcohólica de la planta o con su aceite esencial.

> Receta para la maceración alcohólica: mezclar 6 cucharadas de tomillo con 4 tazas de orujo y guardar durante una semana.

❖ Aliviar dolores reumáticos: aplicar cataplasma de la infusión de la planta entera o con la maceración en aceite.

❖ Expulsar las lombrices intestinales: tomar infusión de la planta seca.

❖ Afecciones de amígdalas y garganta: hacer gargarismos.

❖ Remediar el resfriado incipiente: realizar un baño.

❖ Calmar el dolor de cabeza: aplicar en las sienes o la frente una cataplasma de tomillo hervido en vinagre.

Valeriana

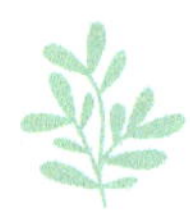
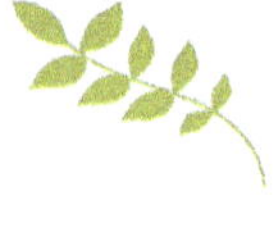
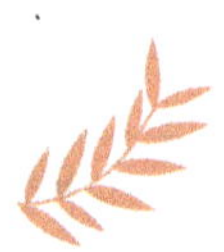

- ➢ Procede de Europa y alcanza 1,2 metros de altura.

- ➢ Sus hojas crecen opuestas y tienen borde dentado. Las flores son de color rosado o blanco y pequeñas, y crecen agrupadas. El fruto es de color pardo. La raíz y el tallo subterráneo se arrancan en otoño en las plantas de dos años.

- ➢ Su administración prolongada crea dependencia: no tomar durante más de 10 días.

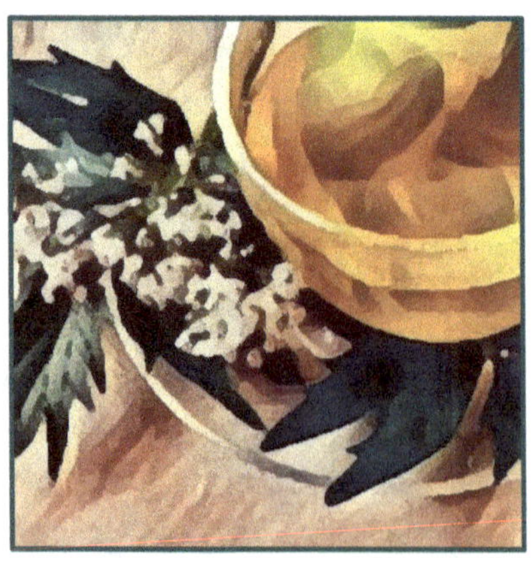

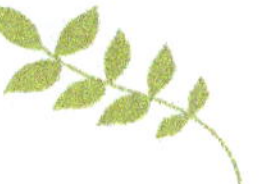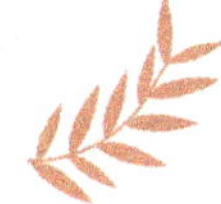

➢ Se usa para:

❖ Disminuir la tensión nerviosa y la ansiedad y favorecer el sueño: tomar la raíz en maceración, cocción o tintura.

> Receta para la maceración: machacar 1 cucharadita de raíz en un mortero y ponerla en un vaso de agua, dejándola reposar toda una noche. Beber antes de acostarse.

❖ Aliviar la tensión de los hombros y el cuello y el dolor menstrual: utilizar la raíz en sus distintas preparaciones.

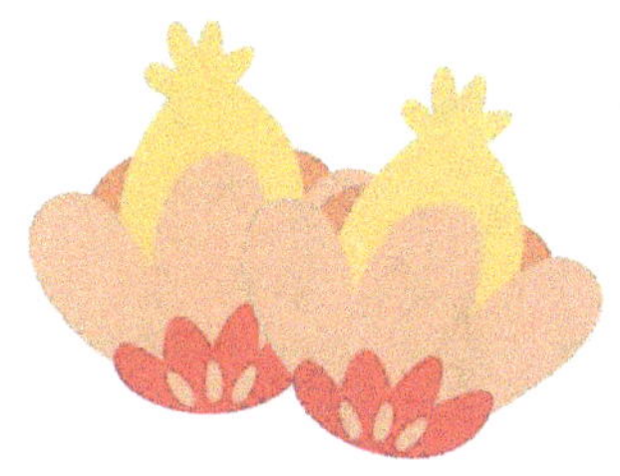